"术锐"单孔机器人泌尿外科手术
备机技巧与入路选择

◎主　审·顾　民　王林辉
◎主　编·朱清毅
◎副主编·魏　勇　沈露明

东南大学出版社
SOUTHEAST UNIVERSITY PRESS
·南京·

图书在版编目(CIP)数据

"术锐"单孔机器人泌尿外科手术备机技巧与入路选择 / 朱清毅主编. -- 南京：东南大学出版社，2024.
9. -- ISBN 978-7-5766-1617-0

Ⅰ. R699-39

中国国家版本馆 CIP 数据核字第 20241S96F5 号

"术锐"单孔机器人泌尿外科手术备机技巧与入路选择

"Shurui" Dankong Jiqiren Miniao Waike Shoushu Beiji Jiqiao yu Rulu Xuanze

主　　编	朱清毅
责任编辑	褚　蔚
责任校对	周　菊　　**封面设计**　王　玥　　**责任印制**　周荣虎
出版发行	东南大学出版社
出 版 人	白云飞
社　　址	南京市四牌楼 2 号(邮编:210096　电话:025 - 83793330)
经　　销	全国各地新华书店
印　　刷	江苏凤凰盐城印刷有限公司
开　　本	889 mm×1194 mm　1/16
印　　张	6.25
字　　数	164 千字
版　　次	2024 年 9 月第 1 版
印　　次	2024 年 9 月第 1 次印刷
书　　号	ISBN　978-7-5766-1617-0
定　　价	220.00 元

本社图书若有印装质量问题,请直接与营销部联系,电话:025 - 83791830。

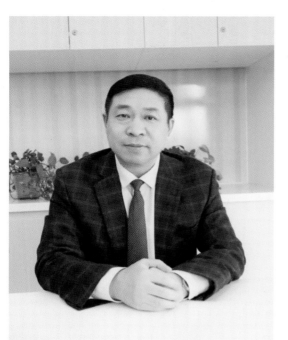

朱清毅,南京医科大学教授,博士生导师,主任医师,南京医科大学第二附属医院党委委员、副院长、泌尿外科主任,第四届"江苏工匠",江苏省"333 高层次人才培养工程"第二层次培养对象,江苏第一批"卫生拔尖人才",江苏省"科教强卫"医学重点人才,《罕少疾病杂志》副主编,《中国泌尿外科疾病诊断和治疗指南》编委,《中华男科学杂志》编委,《机器人外科学杂志》编委,中华医学会泌尿外科学分会微创学组委员,中国产学研合作促进会泌尿外科学专家委员会常务委员,中国非公医疗泌尿外科专委会常委,江苏省社会办医疗机构协会泌尿外科学专业委员会主委,江苏省中西医结合协会泌尿外科分会副主任委员,江苏省医学会泌尿外科分会常委、微创学组副组长,南京医学会泌尿外科学分会副主任委员,国家自然科学基金评审专家。从事泌尿外科临床、教学和科研工作 25 年余,熟练掌握各种泌尿外科疾病的诊断和微创治疗,尤其擅长泌尿系疾病超微创单孔腹腔镜技术和机器人辅助单孔腹腔镜手术,在单孔腹腔镜中首创了经尿道途径辅助、腹腔内暴露等辅助技术。至今完成单孔手术 3 000余例,机器人单孔手术 800 余例,均处于国内外领先水平。

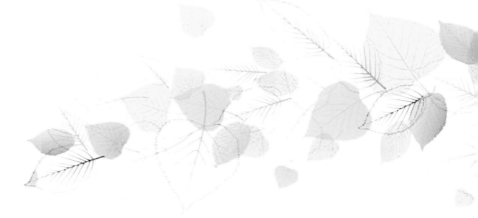

本书编委会

主　　审　顾　民　王林辉

主　　编　朱清毅

副 主 编　魏　勇　沈露明

主编助理　王　俊

图文编辑　王世衍

编　　委（按姓氏笔画排序）：

王　俊（南京医科大学第二附属医院）

王振中（南京医科大学第二附属医院）

邓仲磊（南京医科大学第二附属医院）

朱清毅（南京医科大学第二附属医院）

刘　威（南京医科大学第二附属医院）

孙小平（南京医科大学第二附属医院）

孙圣杰（南京医科大学第二附属医院）

李　凯（南京医科大学第二临床医学院）

李　智（南京医科大学第二附属医院）

杨　昕（南京医科大学第二附属医院）

杨　健（南京医科大学第二附属医院）

沈百欣（南京医科大学第二附属医院）

沈露明（南京医科大学第二附属医院）

张业韬（南京医科大学第二临床医学院）

陆媛媛（南京医科大学第二附属医院）

陈星梅（南京医科大学第二附属医院）

林建中（南京医科大学第二附属医院）

郑　明（南京医科大学第二附属医院）

倪　斌（南京医科大学第二附属医院）

蒋思林（南京医科大学第二附属医院）

魏　勇（南京医科大学第二附属医院）

前　言

　　单孔腹腔镜技术近年来一直是外科专家们渴望攻克的微创难点技术之一，目前在各相关专科中的发展不平衡，其中在妇科、胸外科以及普通外科开展较为广泛，在泌尿外科领域起步则相对缓慢，但正引起越来越多的关注。

　　笔者带领团队经过十余年的努力，已完成泌尿外科普通经脐单孔腹腔镜手术近 3 000 例以及机器人辅助单孔腹腔镜手术 800 余例，发现适应证几乎与普通腹腔镜相同，并在此基础之上，经过器械研发和技术创新，提出了"经尿道途径辅助"及"腹腔内撑开暴露"等辅助技术，提高了泌尿外科单孔手术的安全性，极大地降低了技术门槛。同时，我们开办了多期"单孔腹腔镜技术精英班"，编写出版了《实用泌尿外科经脐单孔腹腔镜技术》和《实用泌尿外科机器人单孔腹腔镜技术》两本相关参考用书，多次举办全国性单孔腹腔镜技术焦点论坛，在学会领导和广大同仁们的关心帮助下持续着力推广泌尿外科单孔腹腔镜技术。

　　笔者带领团队在 2022 年率先完成"术锐"单孔机器人手术系统的三期临床试验，为探索单孔机器人技术带来了全新的经验。2023 年笔者再次发起"术锐"单孔机器人手术系统单臂试验，经过对手术切口、路径、技巧等方面的探索，团队顺利完成了 60 余例纯单孔腹腔镜机器人手术，与普通单孔腹腔镜手术相比，手术精度、时间、安全性等方面都值得临床推广。这给予了我们极大的鼓励，也促使了本书的出版。

　　本书共有 9 个章节，具体介绍了 5 种泌尿系疾病不同的机器人辅助单孔腹腔镜手术方式。从手术适应证、麻醉体位、手术切口和路径的选择、手术具体步骤、术后注意事项及术中要点等方面进行全面叙述；同时配以手术照片、绘图及视频等资料，图文并茂，全方位地呈现给广大读者，以供交流。

　　本书编写过程中，得到了顾民教授的悉心指导，同时也得到国内众多知名专家们的支持与鼓励，在此一并表示衷心的感谢！

　　鉴于编者的水平所限，同时也有待于例数更多的积累和技术的发展，更期待单孔腹腔镜机器人系统的进一步临床使用。书中尚存在很多的不足和缺憾，真诚欢迎各位提出更多的指导和宝贵建议，后续我们将不断努力和改进。

朱清毅

2024 年 6 月 30 日于南京

目 录

第三篇 护理篇

第一篇

总论篇

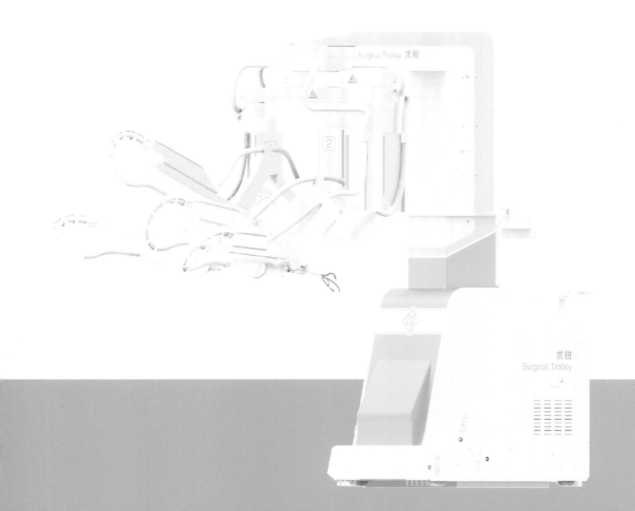

一、单孔机器人手术系统发展现状

腹腔镜技术成熟于 20 世纪 80～90 年代，20 世纪 80 年代中期开始，神经外科首次采用机器人手术系统辅助手术操作，20 世纪 90 年代美国应用伊索（Aesop）系统作为一种微创手段，此后又陆续研发了宙斯（Zeus）系统、达芬奇手术机器人系统。不断进步的技术为泌尿外科手术创造了多种微创条件，在不影响疗效的前提下，少创伤无瘢痕手术是医患的共同期许。达芬奇机器人手术系统在此基础上进一步拓宽微创手术范畴，并在高新技术引领下，将微创外科引进机器人时代。

2000 年，达芬奇手术机器人系统开始被批准应用于泌尿外科手术领域。达芬奇机器人手术系统优势主要体现在以下两个方面：其一为视野优势，即：3D 高清视觉系统，因传统腹腔镜手术视野为平面视野，而达芬奇机器人手术系统使用的是双镜头腹腔镜，能实时采集并将 2 个画面同步于控制台，并采用优于 3D 腹腔镜的裸眼三维效果，使得局部视野更为清晰；手术主刀还能对腹腔镜镜头进行操控，有效保证主刀思维，同时降低助手劳累程度。其二为手术操控系统优势。操控器械有 7 个自由度，且能实现 540°腕关节旋转，使得手术操控灵活度远高于传统腹腔镜技术；机器人操作还能有效过滤主刀手部颤抖等无效动作，使得手术操作更为精准，同时机械三臂还能有效贯彻主刀意识，发挥强于人手的操控能力和范围，且无操作疲劳感。与目前使用的传统腹腔镜手术相比，达芬奇机器人手术系统在泌尿外科手术中的优势更突出，主要包括：能在狭小空间内完成与重建相关的手术、在一定纵深范围内完成复杂操作手术、完成多维度且多角度缝合手术、在限定时间范围内完成复杂肾脏手术、完成腔静脉癌栓类手术，并于顺利实施巨大腹膜后肿瘤分离术同时还能完成腹膜后淋巴清扫重要血管周边精细手术。

随着现代医学技术的不断发展，人们对于医疗效果的追求不单单是治疗完成，同时还需兼具美容效果，进而衍生出切口数量较少的单孔腹腔镜技术，但该技术受机械间三角关系丢失、丧失深度感知等因素影响，其临床推广受到一定限制。2018 年美国直觉外科（Intuitive Surgical）公司设计了专用的单孔达芬奇机器人手术系统（SP 系统），将 3 把操作器械和观察镜融合到一个机械臂内，操作器械和观察镜均可进行腕式活动，器械间无需交叉操作（见图 1-1）。这种机器人与单孔腹腔镜技术

(laparoendoscopic single-site surgery，LESS）相结合的创新，对泌尿外科单孔手术起到了巨大的推动作用。2019年美国Kaouk等学者率先报道了9例运用SP系统完成泌尿外科领域的单孔机器人手术，初步证明了SP系统的有效性和安全性。我国解放军总医院率先在国内开展达芬奇SP单孔机器人手术，张旭院士带领团队于2022年1月完成了国内首例达芬奇SP单孔机器人泌尿外科手术（肾部分切除术）。除了达芬奇机器人SP®系统，目前全世界还有众多公司正在研发各种单孔机器人，如TransEnterix（Morrisville，NC）、Medrobotics Flex Robotic System（Raynham，MA）手术系统等。

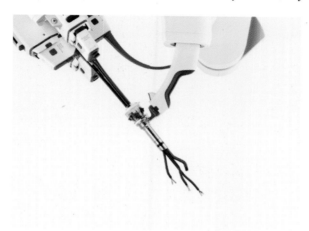

图1-1　单孔达芬奇机器人手术系统（SP系统）

二、国产单孔机器人在泌尿外科领域的发展

目前国产单孔机器人手术系统的研发也步入了正轨，诸多国内机器人研发团队如北京术锐、深圳精锋、上海微创等自主研发的单孔领域机器人也相继面世。2020年9月，中山大学孙逸仙纪念医院黄健教授团队首先报道了运用国产精锋单孔机器人（SP1000系统）顺利完成5例母猪肾切除术的动物试验。2021年3月，海军军医大学附属长海医院王林辉教授团队完成了国内首例具有完全自主知识产权、真正意义上的纯单孔机器人（"术锐"单孔机器人手术系统，见图1-2）前列腺癌根治术，

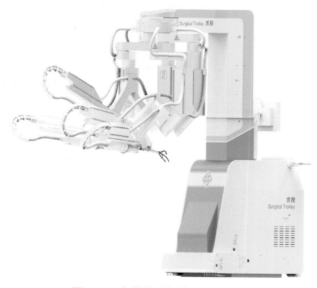

图1-2　术锐单孔机器人手术系统

标志着国产单孔手术机器人技术正式应用于临床。2022 年 3 月，中国人民解放军总医院运用国产精锋单孔手术机器人手术系统完成首例单孔手术机器人辅助腹腔镜下卵巢囊肿剥除术。

与此同时，国内泌尿外科领域的专家们对单孔手术的热情持续升高，与机器人相关器械和设备的积极研发也将持续深入，这些必将对完成单孔手术提供更大的助力。

未来，基于单孔机器人手术系统的单孔手术与多孔机器人辅助单孔手术必将相互补充，针对临床不同的病例会选择不同的机器人系统开展单孔手术。技术革新必将推动单孔手术在泌尿外科领域的进一步发展。

三、"术锐"单孔机器人的发展

北京术锐机器人股份有限公司（Beijing Surgerii Robotics Company Limited）（简称"术锐®机器人"）是由上海交通大学徐凯教授依据"科技成果、自主转化"相关政策创立。术锐®机器人是一家致力于自主研发、生产及商业化具备全球领先优势的微创腔镜手术机器人系统及配套器械产品的高科技医疗器械企业，公司已完成北京、上海两地布局，生产制造基地位于北京，创新中心位于上海。

北京术锐机器人股份有限公司掌握腔镜手术机器人全链条关键核心技术，拥有核心自主知识产权，截至 2024 年 1 月末，已在全球范围内提出及申请专利近 700 项，已构筑全方位自主知识产权保护体系。作为国内单孔微创腔镜手术机器人领军企业，术锐®机器人先后得到工信部、科技部、北京市科委、中关村科技园区等各级部门的支持，并获得国投招商、正心谷资本、天峰资本、顺为资本、上海生物医药基金等知名投资机构及产业巨擘美敦力的投资。

徐凯教授历经近二十年打磨，潜心研发腔镜手术机器人核心关键技术，设计出搭载镍钛合金蛇形手术器械的术锐®单孔腔镜手术机器人。该项目继 2020 年成为中国首台通过创新医疗器械特别审查程序的单孔手术机器人之后，于 2023 年 6 月获得国家药品监督管理局（NMPA）的上市批准（注册证号：国械注准 20233010833），用于泌尿外科腹腔镜手术操作，是国内单孔腔镜领域首款获批上市的单孔手术机器人，有效填补了国内空白。截至 2023 年 11 月末，术锐机器人系统已成功完成了单孔机器人泌尿外科、妇科和普外科的临床试验，并已完成胸外科、耳鼻喉头颈外科和心外科的相关术式动物实验。胸外科临床试验已正式启动，未来将拓展更多应用和探索。

术锐®机器人在临床应用过程中，分别与上海长海医院、南京医科大学第二附属医院、浙江大学第一附属医院、上海交通大学医学院附属第九人民医院、上海交通大学医学院附属瑞金医院、北京协和医院等多家医院开展临床合作，成功完成了全球首个随机对照的单孔机器人泌尿外科临床试验，以及多个国内外创新术式，包括全球首例单孔机器人腹膜外肾上腺肿瘤切除术、全球首例单孔机器人腹膜外肾部分切除术、全球首例全单孔机器人下远端胃切除术（毕Ⅰ式吻合）、全球首例全单孔机器人下全胃切除术、亚洲首例纯单孔机器人前列腺癌根治术、亚洲首例纯单孔机器人肾癌肾部分切除术、全国首例单孔手术机器人乙状结肠癌根治术、全国首例单孔手术机器人直肠癌根治术、全国首例小儿普外科纯单孔机器人胆总管囊肿切除结合肝管空肠 Roux-Y 吻合术以及全国首例小儿肿瘤外科纯单孔机器人卵巢畸胎瘤切除术。

　　术锐®单孔腔镜手术机器人采用国际首创、自主知识产权的创新技术，具有运动范围广、负载能力强和可靠性高等技术优势，可提高操作者精细化水平，减少手术创伤。

　　北京术锐机器人股份有限公司秉承"创新微创外科，惠及全球医患"的使命，以中国原创智造，着眼全球战略布局，力争成为全球手术机器人领域的技术先行者与领导者，不断满足日益增长的高端精准医疗需求，并推动人类卫生健康事业不断向前发展。

　　笔者带领团队在2022年参与完成"术锐"单孔机器人手术系统的三期临床试验，为探索单孔机器人技术带来了全新的经验。迄今，团队顺利完成了70余例纯单孔机器人手术。经临床试验发现，与普通单孔手术相比，单孔机器人手术精度、时间、安全性等方面都值得临床推广。

参考文献

[1] 王林辉，吴震杰，朱清毅. 中国泌尿外科单孔腹腔镜技术的发展与展望 [J]. 中华泌尿外科杂志，2020，41(11)：807-810.

[2] Haber G P，Crouzet S，Kamoi K，et al. Robotic NOTES (Natural Orifice Translumenal Endoscopic Surgery) in reconstructive urology：Initial laboratory experience [J]. Urology，2008，71(6)：996-1000.

[3] Kaouk J H，Goel R K，Haber G P，et al. Robotic single-port transumbilical surgery in humans：Initial report [J]. BJU International，2009，103(3)：366-369.

[4] Haber G P，White M A，Autorino R，et al. Novel robotic da Vinci instruments for laparoendoscopic single-site surgery [J]. Urology，2010，76(6)：1279-1282.

[5] Kaouk J H，Autorino R，Laydner H，et al. Robotic single-site kidney surgery：Evaluation of second-generation instruments in a cadaver model [J]. Urology，2012，79(5)：975-979.

[6] Mathieu R，Verhoest G，Vincendeau S，et al. Robotic-assisted laparoendoscopic single-site radical nephrectomy：First experience with the novel da Vinci single-site platform [J]. World Journal of Urology，2014，32(1)：273-276.

[7] 杨波，王辉清，肖亮，等. 机器人单孔腹腔镜下行猪肾部分切除术及肾盂输尿管成形术的初步尝试 [J]. 第二军医大学学报，2011，32(4)：409-412.

[8] 吴震杰，王坚超，王杰，等. 机器人单孔腹腔镜肾上腺肿瘤切除术初步临床应用报告 [J]. 临床泌尿外科杂志，2017，32(6)：437-439，443.

[9] 吴震杰，刘冰，王坚超，等. 机器人单孔腹腔镜下零缺血肾部分切除术的初步应用经验 [J]. 中华泌尿外科杂志，2017，38(7)：498-501.

[10] Wei Y，Ji Q Y，Zuo W R，et al. Efficacy and safety of single port robotic radical prostatectomy and multiport robotic radical prostatectomy：A systematic review and meta-analysis [J]. Translational Andrology and Urology，2021，10(12)：4402-4411.

[11] Nelson R J，Chavali J S S，Yerram N，et al. Current status of robotic single-port surgery [J]. Urology Annals，2017，9(3)：217-222.

[12] Kaouk J，Garisto J，Bertolo R. Robotic urologic surgical interventions performed with the single port dedicated platform：First clinical investigation [J]. European Urology，2019，75(4)：684-691.

[13] 魏勇，沈露明，沈百欣，等. 运用国产单孔机器人手术系统完成腹膜后入路单孔肾上腺切除术的初步经验（附视频）[J]. 机器人外科学杂志（中英文），2024，10(1)：13-19.

［14］魏勇，沈露明，杨健，等．运用国产单孔机器人手术系统完成腹膜外入路前列腺根治性切除术的初步经验［J］.南京医科大学学报（自然科学版），2023，43(8)：1156－1160.

［15］朱清毅，张超，魏勇，等．国产单孔蛇形臂机器人手术系统在经后腹腔肾肿瘤肾部分切除术和肾上腺肿瘤切除术中的初步应用［J］.海军军医大学学报，2022，8(10)：1189－1193.

［16］彭鼎，景泰乐，叶孙益，等．国产单孔机器人手术系统用于经腹膜外泌尿外科手术的安全性和效果研究［J］.中华泌尿外科杂志，2022，43(8)：581－586.

［17］张超，魏勇，景泰乐，等．国产单孔蛇形臂机器人手术系统在前列腺癌根治术中的初步应用［J］.中华腔镜泌尿外科杂志（电子版），2022，16(4)：293－297.

［18］Zhang C，Wang Z，Jing T L，et al．Robot-assisted single-port retroperitoneal partial nephrectomy with a novel purpose-built single-port robotic system with deformable surgical instruments［J］.World Journal of Urology，2024，42(1)：134.

［19］Guo Z C，Shi Y Q，Song Z J，et al．Single-incision robotic assisted surgery：A non-randomized cohort pilot study on a novel surgical platform in colorectal surgery［J］.International Journal of Surgery，2023，109(11)：3417－3429.

［20］Wang Z，Zhang C，Xiao C W，et al．Initial experience of laparoendoscopic single-site radical prostatectomy with a novel purpose-built robotic system［J］.Asian Journal of Urology，2023，10(4)：467－474.

一、"术锐"单孔机器人手术系统组成

北京术锐机器人股份有限公司所研制的术锐腔镜手术机器人，由主控台车和手术台车组成（见图2-1）。术者操控主控台车上的主操作器，对手术台车上装载的可形变手术工具和3D高清电子内窥镜进行遥操作控制，可完成多科室的单孔微创手术治疗。手术工具采用基于对偶连续体机构的中美专利技术，负载良好、可靠性高、运动精准灵活；3D高清电子内窥镜采用八方向双构节体内翻展专利设计，视野调整范围大、成像清晰细腻、色彩还原性优异。术中操作时病人体外定位机械臂不偏摆，免去了定位机械臂术中碰撞的风险。

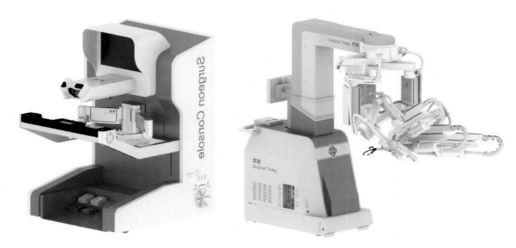

图2-1 北京"术锐"单孔机器人手术系统的主控台车（左）和手术台车（右）

术锐腔镜机器人手术系统旨在以精准、灵巧、安全可靠的操作，进一步减少患者创伤及缩短术后恢复时间。与目前大多数专注于多孔或单孔的手术机器人系统不同，术锐内窥镜手术机器人系统可兼容多孔、单孔两种模式，并且首创实现了混合孔模式（见图2-2）。

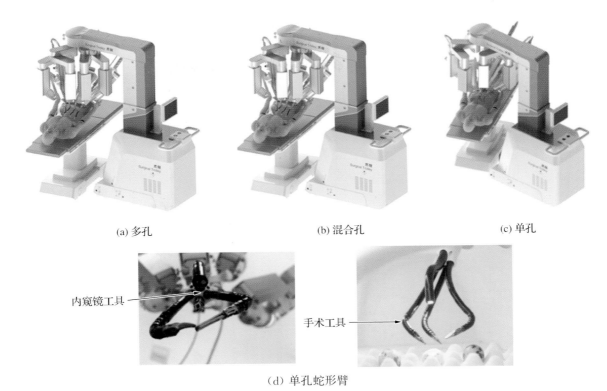

(a) 多孔   (b) 混合孔   (c) 单孔

内窥镜工具

手术工具

(d) 单孔蛇形臂

图 2-2 术锐手术机器人系统的多孔、混合孔和单孔模式及单孔蛇形臂

术锐腔镜手术机器人系统中的手术工具和内窥镜均采用了具有完整自主知识产权的可形变"对偶连续体机构"技术。与传统由关节和钢丝驱动刚性杆件组成的手术器械不同，术锐内窥镜手术机器人系统所采用的"对偶连续体机构"，通过超弹性镍钛合金的连续变形来实现其各向弯转运动。

对偶连续体机构专为增强有效负载能力而设计。对偶连续体机构通过冗余布置的结构骨协同推拉，将近端构节的弯曲与远端构节的弯曲耦合，外部负载由这些冗余布置的超弹性镍钛合金结构骨共同支撑（见图 2-3）。借助冗余布置的设计，"远端构节 2"中使用了较细的结构骨，可以实现腹腔内弯曲的灵活性。因此，术锐腔镜手术机器人系统中的对偶连续机构可以实现有效载荷增强的多自由度手术器械，其弯曲手腕的弯转半径更小，提高了手术器械在腹腔内的运动灵活性。而传统钢丝绳驱动的手术工具，因为没有驱动结构的冗余布置，所以如果一根驱动钢丝断裂，则整个手术工具将失效。换言之，传统手术工具的整个外部负载由唯一的一对钢丝承担，而不是由对偶连续体机构中的冗余结构骨承担。

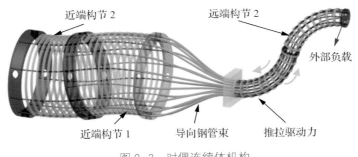

近端构节 2   远端构节 2

外部负载

近端构节 1   导向钢管束   推拉驱动力

图 2-3 对偶连续体机构

术锐腔镜手术机器人系统由一部主刀医生操控的主控台车和一部患者侧手术台车组成。手术台车的配置可以覆盖多孔、混合孔和单孔术式。手术前，医生根据患者的病症情况来规划所需的系统配置方式，从而最大程度上减少患者体表创口的数量和大小，以利于患者术后恢复。

在多孔模式中，手术器械通过标准鞘管进入患者腹腔。由于采用对偶连续体机构的手术工具具备体腔内 6 个自由度运动能力，因此不需要体外机械臂维持远心不动约束下的运动即可完成手术操作。

在混合孔模式中，需要两个皮肤切口：一个用于通过标准鞘管，另一个则用于通过特制的三通道鞘管。一支手术工具通过标准鞘管进入体内，内窥镜和另两支手术工具则通过三通道鞘管进入病患体内。

在单孔模式中，会用到四通道鞘管，所有手术工具均通过该鞘管的弯曲通道进入病患腹腔内。

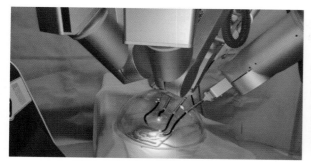

(a) 多孔模式配置

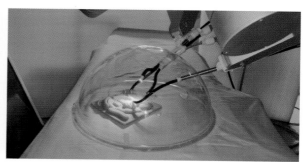

(b) 混合孔模式配置

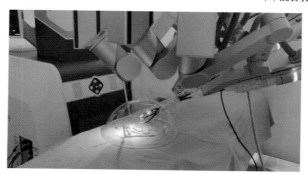

(c) 单孔模式配置

图 2-4　患者侧手术台车的多孔、混合孔、单孔模式的不同配置

主刀医生通过主控台车上的 3D 显示器实现对术部视野的立体感知。通过操作主操作器，遥操作控制被装载到患者侧手术台车上的内窥镜和手术工具。系统通过统一的遥操作算法框架，实现在任意系统配置及鞘管摆位下的内窥镜和手术工具的遥操作，进而达到一套术锐内窥镜手术机器人系统同时兼容多孔、混合孔和单孔术式的效果。

自 2021 年起，术锐机器人手术系统已进入人体手术阶段，完成了亚洲首台纯单孔的机器人前列腺癌根治术和肾癌肾部分切除术，还被广泛用于妇科、普外、胸外等科室。在所完成的多例人体手术中，机器人手术系统术中操作精准，术后肿瘤病理切缘阴性，病人恢复迅速，充分体现出了单孔手术机器人赋能术者、微创治疗的先进性。

作为最先进的手术机器人系统，完全原创的术锐单孔手术机器人，真正做到了"尚未进口、即可替代"，既成为新时代下以"中国智造"新面貌参与国际竞争的产品，又成为让中国百姓普惠高端医疗的利器。

二、设备临床应用进展

术锐单孔机器人手术系统通过了涉及 32 个相关标准、500 多个检验项的严格检验，并于 2020 年底通过了国家药监局器审中心组织的创新医疗器械特别审查程序的审定。

1. 适用范围

术锐单孔机器人手术系统于 2023 年 6 月获得国家药品监督管理局（NMPA）的上市批准（注册证号：国械注准 20233010833），并于 2024 年 2 月获得适用范围的变更批准，用于泌尿外科及妇科腹腔镜手术操作，是国内首款覆盖泌尿外科和妇科腹腔镜手术操作的多科室单孔腔镜手术机器人，有效填补了国内空白。

2. 应用领域

"术锐"单孔机器人手术系统已成功完成了普外科的注册临床试验，以及甲乳外科、耳鼻喉头颈外科和心外科的临床前探索。目前，胸外科的注册临床试验和儿外科的临床应用探索正在进行中。未来还将基于蛇形臂单孔技术优势，不断拓展手术机器人的应用潜力。

3. 核心技术

产品采用国际首创"面向连续体机构的形变驱控技术"，具有运动范围广、负载能力强和可靠性高等技术特点。

4. 临床优势

（1）单孔超微创

① 4 支蛇形手术臂通过外径仅 2.5 厘米的多通道鞘管进入。

② 更微创，可扩展至经自然腔道手术。

（2）操作灵活有力

① 蛇形手术臂含有双构节，可向任意方向弯转，弯转角度大；深部缝合精细灵活、狭窄空间操作自如。

② 蛇形手术臂高刚性、负载能力强，牵拉、缝合稳定度高。

（3）视野调整范围大

① 三维双目高清视觉，成像细腻，色彩还原优异。

② 内窥镜的眼镜蛇模式，俯视视角利于深部解剖。

③ 内窥镜可实现双构节八方向任意弯转，视野调整范围大。

（4）定位臂安全协动

① 体外定位臂术中的间距固定，免除术中碰撞的风险。

② 定位臂整体协同运动，空间任意方位可达，带动蛇形手术臂轻松切换手术区域，增加术野覆盖范围。

5. 原创技术

公司已提出全球知识产权 699 项（已授权 355 项、待授权 344 项），拥有中国专利 177 项、海外专利 79 项，全球待授权专利申请 331 项，全球注册商标和商标申请 112 项。

截至 2024 年 2 月 29 日，北京术锐机器人股份有限公司已获得授权专利 256 项。其中，中国发明专利 77 项、实用新型专利 86 项、外观专利 14 项；美国专利 19 项；英国专利 12 项；德国专利 12 项；法国专利 12 项；日本专利 9 项；韩国专利 9 项；加拿大专利 6 项。

截至 2024 年 2 月 29 日止，北京术锐机器人股份有限公司已获得授权注册商标 99 项。其中，中国注册商标 78 项；欧盟注册商标 11 项；美国注册商标 8 项；日本注册商标 2 项。

参考文献

[1] 魏勇，沈露明，沈百欣，等．运用国产单孔机器人手术系统完成腹膜后入路单孔肾上腺切除术的初步经验（附视频）[J]．机器人外科学杂志（中英文），2024，10(1)：13－19．

[2] Wang Z，Zhang C，Xiao C W，et al．Initial experience of laparoendoscopic single-site radical prostatectomy with a novel purpose-built robotic system [J]．Asian Journal of Urology，2023，10(4)：467－474．

[3] 魏勇，沈露明，杨健，等．运用国产单孔机器人手术系统完成腹膜外入路前列腺根治性切除术的初步经验 [J]．南京医科大学学报（自然科学版），2023，43(8)：1156－1160．

[4] 朱清毅，张超，魏勇，等．国产单孔蛇形臂机器人手术系统在经后腹腔肾肿瘤肾部分切除术和肾上腺肿瘤切除术中的初步应用 [J]．海军军医大学学报，2022，8(10)：1189－1193．

[5] 叶孙益，彭鼎，景泰乐，等．国产单孔蛇形臂机器人辅助腹腔镜行肾部分切除术初步经验 [J]．临床泌尿外科杂志，2022，37(9)：661－664．

[6] 彭鼎，景泰乐，叶孙益，等．国产单孔机器人手术系统用于经腹膜外泌尿外科手术的安全性和效果研究 [J]．中华泌尿外科杂志，2022，43(8)：581－586．

[7] 张超，魏勇，景泰乐，等．国产单孔蛇形臂机器人手术系统在前列腺癌根治术中的初步应用 [J]．中华腔镜泌尿外科杂志（电子版），2022，16(4)：293－297．

[8] 张超，王正，张宗勤，等．国产单孔蛇形臂机器人手术系统在零缺血肾部分切除术中的初步应用 [J]．中华泌尿外科杂志，2022，43(2)：132－137．

[9] Zhang C，Wang Z，Jing T L，et al．Robot-assisted single-port retroperitoneal partial nephrectomy with a novel purpose-built single-port robotic system with deformable surgical instruments [J]．World Journal of Urology，2024，42(1)：134．

[10] Jing T L，Peng D，Yao X L，et al．Single-port robot-assisted radical prostatectomy with the novel Shurui single-port robotic surgical system [J]．Journal of Endourology，2023，37(10)：1105－1112．

[11] Peng D，Jing T L，Yao X L，et al．Preliminary experience of partial nephrectomy through a new single-port surgical robot system [J]．Journal of Endourology，2023，37(5)：535－541．

[12] Guo Z C，Shi Y Q，Song Z J，et al．Single-incision robotic assisted surgery：A non-randomized cohort pilot study on a novel surgical platform in colorectal surgery [J]．International Journal of Surgery，2023，109(11)：3417－3429．

[13] 李轲昕．术锐机器人：单孔技术创新填补国内医疗领域空白 [J]．机器人产业，2023(6)：31－35．

[14] 张孟月．北京术锐徐凯：自研单孔技术，破解"达芬奇密码" [J]．科技与金融，2022(9)：24－27．

第三章
备机技巧与手术入路选择

单孔蛇形臂机器人手术由于机械臂需要通过单一的通道进入体腔，术者需要控制机械臂在相对有限的空间内进行操作，对器械的操作要求非常严格。蛇形机械臂的设计虽然能够弯曲和适应狭小的空间，但机械臂需要充分展开后才可进行正常手术操作，这增加了操作的复杂性。对单孔机器人手术而言，备机技巧、手术入路和切口的选择是手术成功的关键因素。

一、备机技巧

1. 器械准备

确保单孔蛇形臂机器人及其所有配件（如蛇形操作臂、内窥镜等）处于良好工作状态，并进行功能测试。检查手术器械的清洁度和无菌状态，确保符合手术要求。

2. 手术平台位置摆放

根据术前规划进行患者体位摆放和切口选择，移动手术平台至床旁，根据具体术式调整手术平台位置（见图 3-1、图 3-2），使得机械臂旋转杆处于切口上方；水平旋转机械臂旋转杆，使得机械臂单孔通道方向指向手术目标区域；通过调整手术平台的高度，使得多通道鞘管位于切口上方；确定单孔机器人机械臂进入体内的初始位置，确保能够顺利到达手术区域。

3. 定位臂调节

（1）方向调节：通过旋转、上探、下探多通道鞘管以及手术平台高度调节，调整定位臂的方向，确保蛇形机械臂的指向精准，能够直接指向目标术区（见图 3-3、图 3-4）。

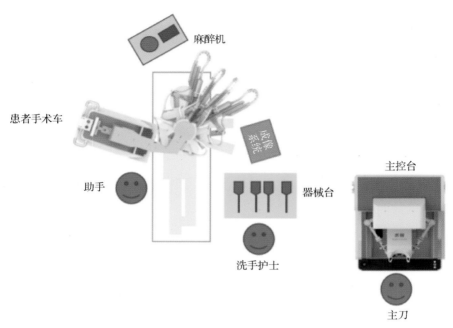

图 3-1　上尿路手术患者手术间布局

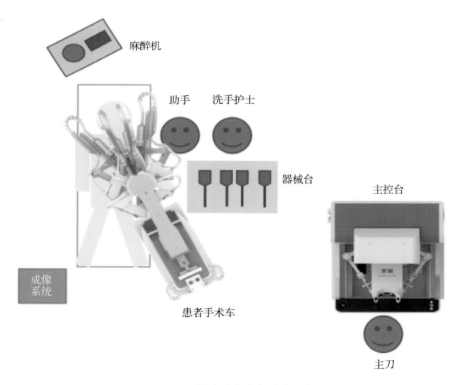

图 3-2　下尿路手术患者手术间布局

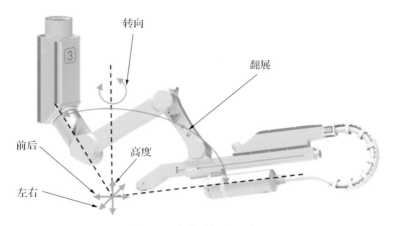

图 3-3　定位臂调节示意图

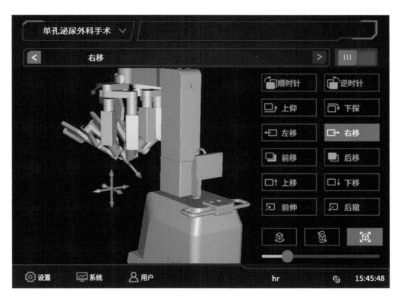

图 3-4　定位臂协同调节时定位臂位姿仿真界面

（2）深度调节：蛇形机械臂有效工作距离为 7～15 cm，术中可通过控制定位臂调整多通道鞘管的深度，确保蛇形机械臂在有效的操作距离内（见图 3-5）。

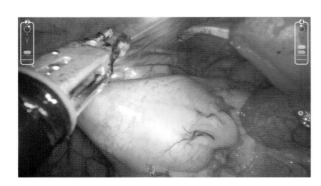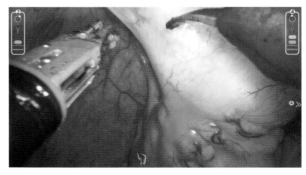

图 3-5　蛇形机械臂工作状态

4. 实时调整与反馈

（1）术中实时智能监控系统：通过影像系统和机器人自带的传感器，实时监控蛇形臂的位置、方向和深度，确保其在术中始终保持正常的操作状态（见图3-6）。

（2）及时调整策略：术中蛇形臂如果处于过长、过短或过弯状态，实时智能监控系统会产生警示，需要术者及时调整机械臂的位置至正常状态，以确保手术的顺利进行。如进行双侧淋巴结清扫时，通过调整机械臂的方向和深度，确保机器人的最佳操作位置与需要清扫的淋巴结区域相一致，进而最大程度地发挥机械臂操作精准性。

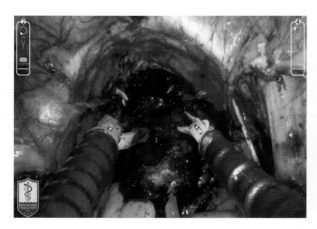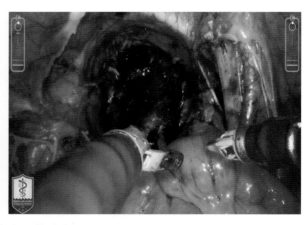

图 3-6 实时智能监控系统

单孔蛇形臂机器人在进行大范围操作尤其是双侧手术时，术中机械臂的调整是一项复杂而精细的工作，需要医生具备丰富的手术经验和技能以及精准的判断和调整能力。通过合理的位置、方向和深度调整，可以确保机器人在术中能够高效、准确地完成手术任务。

二、手术入路选择

1. 经腹腔入路

经腹腔入路适用于大多数泌尿外科手术，特别是需要淋巴结清扫的下尿路手术（见图3-7）。

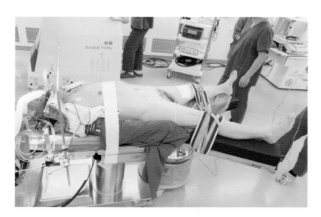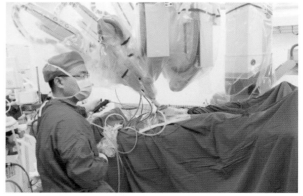

图 3-7 经腹腔入路

切口选择

切口通常位于脐部，分跨脐正中切口或环脐切口，亦可以根据术式、手术区域、体表距离等因素选择腹直肌外侧缘等部位定制切口。利用单孔技术，通过一个 3～5 cm 的小切口置入单孔多通道鞘管。直视下切口，注意止血和避免肠管损伤，减少并发症的发生。

单孔机器人经腹腔入路的优、劣势

（1）优势：① 操作空间大：腹腔空间相对较大，有利于单孔蛇形臂机器人充分展开并达到有效操作距离。② 可以进行大范围操作。③ 解剖标志清晰：腹腔内有许多易于识别的解剖标志，如肝、脾、结肠等，这些标志有助于手术医生在手术过程中进行准确的定位和操作。

（2）劣势：① 腹腔干扰大：机械臂进入腹腔操作时，肠管等脏器可能会对手术产生干扰。② 机械臂如操作不当，可能增加腹腔脏器副损伤的几率。③ 术后恢复较慢：相对于腹膜外入路，对腹腔的干扰较大，术后患者可能会出现肠麻痹、肠梗阻等肠道并发症，从而影响术后恢复。

术中技巧

① 单孔蛇形臂有效工作距离为 7～15 cm，而经腹腔入路空间相对较大，因此在备机时应根据患者的体形调整好多通道鞘管的深度和角度。

② 经腹腔入路一般选择跨脐或环脐切口，进入机械臂时需使用内窥镜仔细观察腹腔内有无粘连，避免肠管损伤。

③ 术中根据具体术式调整患者体位，并可选择使用无损伤钳、"金手指"、腔内撑开暴露器等器械辅助暴露并减少肠管的干扰；亦可选择在置入机械臂前通过单孔通道置入湿纱布，以辅助术中肠管保护和暴露术野。

④ 单孔蛇形臂撤除时为非直线路径，撤离机械臂时应在内窥镜直视下进行，谨防肠管等脏器损伤。

⑤ 助手在未增加通道的情况下进行辅助时，尽量以前后进出的方式来调整位置，避免大幅摇摆器械，以减少与机械臂碰撞干扰甚至发生缠绕，同时减少肠管等脏器的损伤。

⑥ 助手在主刀医师操控机械臂工作时需保持器械的稳定性，以防干扰蛇形臂造成副损伤。

2. 经腹膜外入路

腹膜外入路主要用于不需要淋巴结清扫的膀胱、前列腺手术，如前列腺根治性切除术等（见图 3-8）。

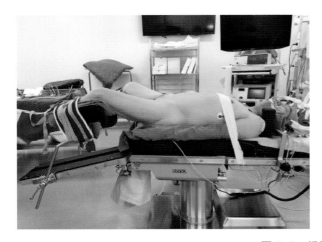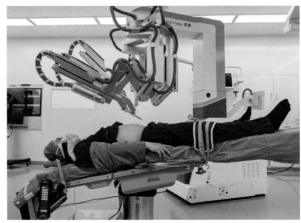

图 3-8 经腹膜外入路

切口选择

切口位置通常选择脐部下方正中切口，大小 3～5 cm，也可根据标本大小进行切口的个性化定制。

单孔机器人经腹膜外入路的优、劣势

（1）优势：① 减少腹腔干扰：经腹膜外入路不进入腹腔，可避免对腹腔内肠管等脏器的干扰，减少术后与肠道功能相关的并发症，如肠麻痹、肠梗阻等，特别是对那些具有腹部手术史或存在肠道疾病的患者。② 降低手术难度：在某些情况下，如患者体形肥胖或腹腔内脂肪堆积过多，经腹腔入路可能会增加手术难度，而经腹膜外入路则能够降低这些因素的影响，使手术过程更加顺利。

（2）劣势：① 操作空间有限：与经腹腔入路相比，经腹膜外入路的操作空间相对狭小，机器人手术虽然具有高精度和灵活性，但在空间受限的情况下，操作臂的灵活性和运动范围可能会受到限制。② 解剖标志不清晰：腹膜后的解剖结构相对复杂且不清晰，这可能会增加手术医生在手术过程中的定位和操作难度。

术中技巧

① 经腹膜外入路的操作空间相对狭小，切口距离目标术区相对较短，术中单孔机器人定泊时将多通道鞘管与单孔通道进行连接，打开气腹，测量手术目标区域至切口距离、调整多通道鞘管进入体内的深度并调节多通道鞘管的角度对准目标区域，以确保机械臂的有效操作。术中根据具体情况，实时调整多通道鞘管的深度和角度以保持蛇形机械臂在正常的操作状态。

② 分离腹膜间隙：由于蛇形机械臂需要外展后进行操作，经腹膜外入路手术开始前需要充分暴露腹膜外间隙，一般先使用手指进行钝性分离，后通过自制气囊充气 800～1 000 ml 空气进行充分扩张。

③ 机械臂操作：在腹膜外空间充分暴露后利用蛇形臂的灵活性进行手术操作，注意有无组织粘连或腹股沟疝（难复疝）等，同时需特别注意保护周围的脏器，防止在手术过程中造成损伤。

④ 游离盆腔深部组织时，操作蛇形臂时应避免过度弯曲，以防与骨盆相互干扰而造成机械臂的回弹，增加并发症的发生。

⑤ 蛇形臂处于过短或过伸状态时会影响操作的准确性，需要及时调整。

3. 经腹膜后入路

经腹膜后入路适用于肾上腺、肾脏等上尿路手术（见图 3-9）。这一途径能够直接到达腹膜后区域，减少对其他腹腔器官的干扰。

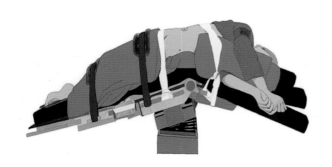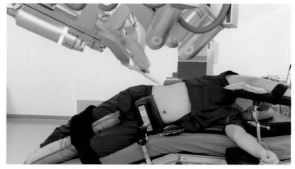

图 3-9　经腹膜后入路

切口选择

经腹膜后入路手术患者一般取折刀健侧卧位，切口的位置通常位于患侧腰部，根据具体术式确定切口位置与大小。在选择切口时，应充分考虑患者的解剖特点和手术需求，确保切口位置既便于操作又安全。

单孔机器人经腹膜后入路的优、劣势

（1）优势：① 对腹腔脏器干扰小：经腹膜后入路不需要进入腹腔，因此可以避免对腹腔脏器的干扰和损伤。这对于有腹腔手术史或腹腔粘连的患者尤为重要。② 符合上尿路解剖特点：由于肾上腺、肾和输尿管等器官都位于腹膜后，因此经腹膜后入路更符合泌尿外科的解剖特点。这有助于手术医生在手术过程中更好地暴露和解剖。③ 减少并发症：由于经腹膜后入路不经过腹腔操作，因此术中腹腔脏器的损伤较少，术后出现腹腔粘连、肠梗阻等并发症的风险也相对较低。

（2）劣势：① 操作空间有限：与经腹腔入路相比，经腹膜后入路的操作空间狭小。这可能会增加手术的难度和风险，特别是在处理一些复杂的手术情况时。② 解剖标志不清楚：腹膜后的解剖结构相对复杂且不清晰，这可能会增加医生在手术过程中的定位和操作难度。

术中技巧

① 手术切口选择应个体化定制，根据目标术区的解剖位置，可在第 12 肋缘下和髂前上棘之间相应选择。

② 腹膜后入路的操作空间狭小，术中首先需要充分暴露腹膜后间隙，一般先使用手指进行钝性分离，后通过自制气囊充气 800～1 000 ml 空气进行充分扩张；术中单孔机器人定泊时多通道鞘管与单孔通道进行连接，打开气腹，先将多通道鞘管悬于切口外，展开蛇形机械臂进入体腔，清除腹膜外脂肪、打开 Gerota 筋膜，进一步扩充后腹腔空间，测量切口至目标术区的距离，调整多通道鞘管进入体内的深度并调节好角度对准目标区域，以确保蛇形臂的有效操作。

③ 在腹膜后空间内，利用蛇形臂的灵活性和精准性完成手术操作，术中操作时应避免腹膜损伤而影响腹膜后空间。

④ 由于腹膜后空间的局限性和单孔蛇形臂的操作特性，术者在术中较难直接观察到器械之间的相对位置，因此需要依赖术中实时智能监控系统，尽可能避免手术器械之间的相互干扰，确保手术的顺利进行。同时，由于第 4 臂的使用对助手的辅助过程干扰大，术中辅助操作时容易造成副损伤，因此经腹膜后入路不建议使用第 4 臂。

总之，单孔蛇形臂机器人手术系统在不同路径的泌尿外科手术中都有其独特的手术技巧和注意事项。术者需根据患者的具体情况和手术需求，选择合适的手术入路，并掌握相应的手术技巧和注意事项，以确保手术的有效和安全。同时，团队成员的密切协作和患者的术后护理也是手术成功的关键。

备机口诀：

一接二推三转向，再调高度平切口。

改变体位来辅助，测量距离调深度。

术中关注监控器，确保操作功能位。

随时调节定位臂，难度降低避损伤。

备机准备操作流程：

手术平台系统状态显示器可提供术前准备流程的引导，以及对定位臂调整的选项，点击 UI 切换按钮，切换驱动模组的状态显示与定位臂的位姿仿真显示，在驱动模组状态显示界面可查看各驱动模组状态（见图 3-10）。

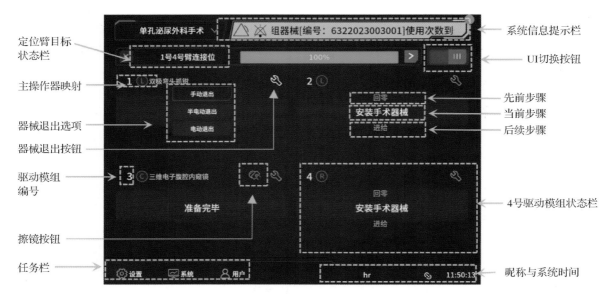

图 3-10　手术平台状态显示界面

定位臂位姿仿真显示界面包括位姿仿真区域、位姿调节区域和显示调节区域。位姿仿真区域提供患者手术平台定位臂位姿的实时仿真。位姿调节区域显示了可供选择的定位臂位姿调整方式（见图 3-11）。在显示调节区域，可对位姿仿真显示进行左右旋转、上下旋转、放大缩小等调节，调节方法为选中相应选项后，左右拖动进度条调节。

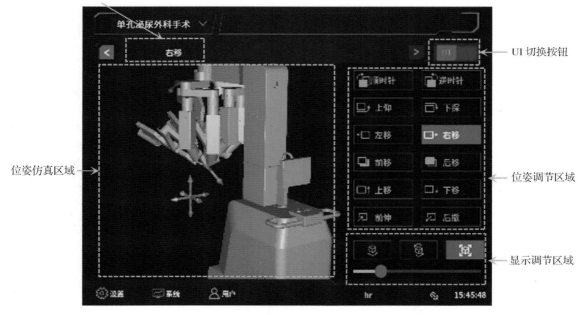

图 3-11　定位臂位姿仿真界面

单孔术式下定位臂目标位包括：运输位、清洁位、储藏位、4 号臂保护套安装位、3 号臂保护套安装位、2 号臂保护套安装位、1 号臂保护套安装位、收拢位、调整位、2 号臂连接位、1 号臂连接位、4 号臂连接位。在特定状态下，允许定位臂针对入腹点位置做以下调节：高度调节（高度）、前后调节（前后）、左右调节（左右）、绕过入腹点的竖直轴转向调节（转向）和 RCM 翻展调节（翻展），并可在仿真显示界面选中后按下定位臂运动按钮进行调节。

参考文献

［1］朱清毅，魏勇，顾民．机器人辅助单孔腹腔镜技术在泌尿外科的发展与展望［J］.机器人外科学杂志（中英文），2024，5(01)：1－6.

［2］朱清毅，张超，魏勇，等．国产单孔蛇形臂机器人手术系统在经后腹腔肾肿瘤肾部分切除术和肾上腺肿瘤切除术中的初步应用［J］.海军军医大学学报，2022，8(10)：1189－1193.

［3］陈雪莉，马建中，崔福荣．六种自制体位摆放用具在泌尿外科机器人手术中的应用［J］.机器人外科学杂志（中英文），2023，9(3)：220－226.

［4］杨芬玲，别逢桂，周帅，等．改良单一体位在机器人辅助腹腔镜下肾输尿管及膀胱袖状切除术中的应用效果［J］.机器人外科学杂志（中英文），2023，9(1)：25－33.

［5］苏子良，王越，贾光，等．机器人辅助腹腔镜改良"一体位"治疗上尿路尿路上皮癌的短期疗效［J］.机器人外科学杂志（中英文），2022，8(6)：477－481.

［6］罗敏，盛夏，梁敏，等．达芬奇机器人辅助腹腔镜前列腺癌根治术手术体位的优化［J］.中华腔镜泌尿外科杂志（电子版），2020，14(5)：330－333.

［7］谭炳山，郭东华，汤联，等．机器人辅助腹腔镜根治性前列腺切除手术两种体位摆放的对照研究［J］.护士进修杂志，2019，34(11)：1043－1045.

［8］倪栋，马鑫，李宏召，等．机器人辅助腹腔镜肾上腺肿瘤切除术不同手术入路疗效对比与典型病例分析［J］.临床泌尿外科杂志，2017，32(8)：576－579.

［9］魏勇，沈露明，刘威，等．达芬奇机器人 SP 系统在泌尿外科的应用与发展［J］.机器人外科学杂志（中英文），2024，5(03)：307－311.

［10］魏勇，沈露明，沈百欣，等．运用国产单孔机器人手术系统完成腹膜后入路单孔肾上腺切除术的初步经验（附视频）［J］.机器人外科学杂志（中英文），2024，10(1)：13－19.

［11］季倩莹，王俊，魏勇，等．机器人辅助单孔腹腔镜前列腺根治性切除术中保留膀胱颈技术对术后尿控的效果研究（附视频）［J］.机器人外科学杂志（中英文），2024，10(1)：7－12.

［12］胡海斌，魏勇，孙圣杰，等．机器人辅助单孔腹腔镜前列腺根治性切除术在中高危前列腺癌患者中的应用（附视频）［J］.机器人外科学杂志（中英文），2024，10(1)：20－24.

［13］魏勇，沈露明，杨健，等．运用国产单孔机器人手术系统完成腹膜外入路前列腺根治性切除术的初步经验［J］.南京医科大学学报（自然科学版），2023，43(8)：1156－1160.

［14］王世衍，魏勇，沈露明，等．机器人辅助单孔腹腔镜下全膀胱全尿道切除术治疗膀胱癌合并尿道癌一例并文献复习［J］.机器人外科学杂志（中英文），2023，9(5)：492－496.

［15］魏勇，沈露明，朱辰，等．单一术者机器人辅助单孔腹腔镜前列腺癌根治术学习曲线分析［J］.中华腔镜泌尿外科杂志（电子版），2023，17(1)：30－35.

[16] 魏勇,王省博,左文仁,等.经腹膜后入路机器人辅助单孔腹腔镜肾部分切除治疗孤立肾肾癌合并双肾盂双输尿管畸形一例报道 [J].机器人外科学杂志(中英文),2023,9(1):79-84.

[17] 魏勇,沈露明,成向明,等.机器人辅助单孔腹腔镜经腹膜后入路治疗马蹄肾合并肾癌一例报告 [J].中华腔镜泌尿外科杂志(电子版),2022,16(6):571-573.

[18] 张超,魏勇,景泰乐,等.国产单孔蛇形臂机器人手术系统在前列腺癌根治术中的初步应用 [J].中华腔镜泌尿外科杂志(电子版),2022,16(4):293-297.

[19] 魏勇,汤井源,魏云飞,等.经膀胱途径机器人辅助单孔腹腔镜膀胱憩室切除术一例报道 [J].机器人外科学杂志(中英文),2022,3(1):66-71.

第二篇

手术篇

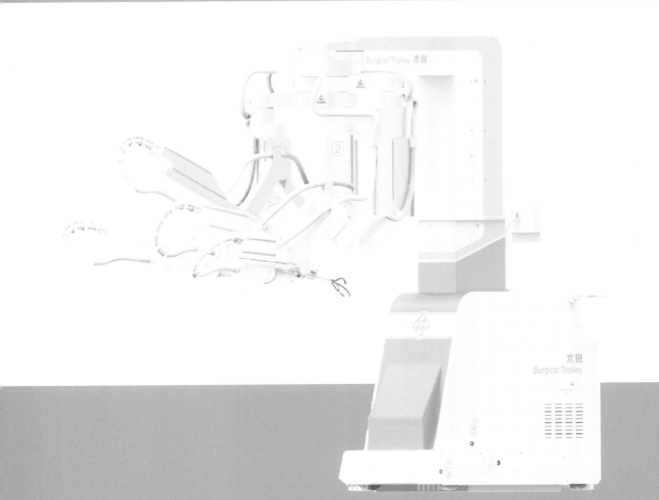

扫码可看手术视频

自从机器人手术系统被引入到临床，其因手术视野更清晰、操作角度更灵活、暴露解剖更精细等优势正得到越来越多的青睐。单孔腹腔镜手术（laparoendoscopic single-site surgery，LESS）相较于传统腹腔镜手术的优势在于切口数量减少、体表创伤更小、切口更美观、术后恢复更快、疼痛感更轻，并且可以降低术后并发症（如腹部粘连和切口疝）的发生率。术锐单孔机器人手术系统中的蛇形机械臂在体内灵活弯曲，其双连续体结构增强了蛇形臂的强度，可以成功应用于肾上腺切除手术。

一、手术适应证

1. 手术适应证

绝大多数肾上腺的病变都可以通过机器人辅助单孔腹腔镜技术进行手术切除，如引起皮质醇增多和醛固酮增多的肾上腺皮质腺瘤及增生性疾病；儿茶酚胺分泌增多的肾上腺髓质腺瘤及增生，如嗜铬细胞瘤；>3 cm 的无功能偶发瘤，包括肾上腺囊肿、肾上腺髓性脂肪瘤和神经节细胞瘤等；局限性肾上腺恶性肿瘤。还有一些孤立的转移性肿瘤也是适应证之一。

2. 手术禁忌证

肾上腺肿瘤周围脏器有侵犯、静脉有瘤栓或者远处有转移的患者，有明显出血倾向而且难以纠正者、高龄、小儿以及有其他严重伴随疾病不能耐受手术的患者。特别肥胖的患者应谨慎选择手术方式。

二、术前准备

（1）术前常规实验室检查，血、尿、便常规检查，肝、肾功能检查，心电图，胸部 CT 检查。血及尿液检查肾上腺功能性指标，明确肾上腺疾病的类型。常规检查血压。CT 或 MRI 检查明确肾上腺肿瘤的部位大小。

（2）对于无内分泌功能的肾上腺肿瘤术前准备和其他腹腔镜手术相同，不需要特殊准备。但要警惕嗜铬细胞瘤有的是处于休眠状态，手术的刺激可能诱发术中血压的剧烈波动。

（3）对于有内分泌功能的肾上腺肿瘤，根据不同类型做好术前准备。

①原发性醛固酮增多症：纠正水、电解质紊乱。这类患者多有低血钾，需要纠正，每日口服补钾 4～6 g。口服螺内酯 40～60 mg，每天 3 次，至少 2 周以上。严重高血压的患者要配合使用降压药物。

②儿茶酚胺增多症：

Ⅰ. 控制高血压：术前应用 α 肾上腺素能受体拮抗剂扩张外周血管，口服酚苄明 10 mg 每日 3 次，逐渐增加剂量至血压平稳，需要 2～6 周。也可使用哌唑嗪、特拉唑嗪、多沙唑嗪。如果血压不能有效控制，可加用其他降压药物。

Ⅱ. 调整心率：心率超过 140 次/分，口服心脏特异性 β 受体阻滞剂，如普萘洛尔，10 mg，每日 2～3 次，或者阿替洛尔，50 mg，每日 2～3 次，使得心率控制在 90 次/分以内。

Ⅲ. 降压的同时要补充血容量：补充晶体和胶体溶液，每天 2 500～3 000 ml，连续 3 天，术前可以输血 400～600 ml。

Ⅳ. 术前禁用阿托品，以免诱发心律失常。术中需要颈内静脉穿刺及桡动脉穿刺检测中心静脉压及桡动脉压。建立多条静脉通路以利于术中快速补液及用药。

③皮质醇增多症：改善心血管功能、控制血糖，纠正水、电解质紊乱。术前晚及手术当天早晨醋酸可的松 100～200 mg 肌内注射，术后再肌内注射 100 mg。术后第一天开始补充肾上腺皮质激素并逐步减量至停药。

三、麻醉与体位

术前留置导尿管，患者全麻成功后取完全健侧卧位，升高腰桥呈"折刀位"，稳妥固定于手术台。调节手术床，使患者处于头高脚低侧卧位（头部抬高 30°左右）、俯卧 70°（见图 4-1）。

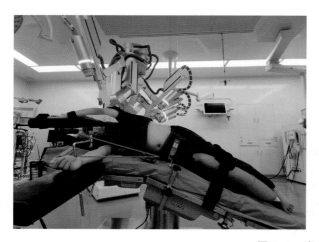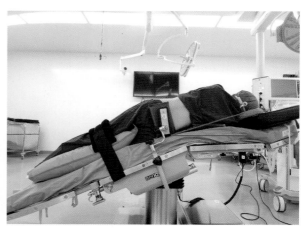

图 4-1　患者体位摆放

四、切口选择

一般采用经腹膜后入路，于腋中线至腋后线之间平行于第 12 肋下方约 1 cm 处取 3～4 cm 皮肤切口（见图 4-2），到肌肉层时顺肌纤维方向打开至腹膜后间隙，尽量减少离断肌纤维，然后通过自制气囊充气 800～1 000 ml，以充分扩张腹膜后间隙，随后置入单孔机器人专用通道。

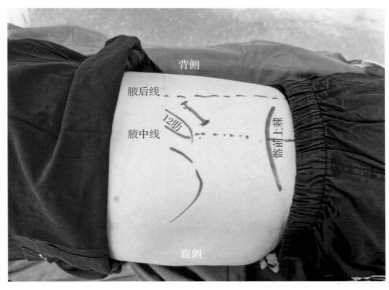

图 4-2 切口选择

五、备机

1. 器械准备

腹膜后入路单孔机器人肾上腺切除术采用"术锐"单孔蛇形臂机器人手术系统，该系统由远程控制台、手术设备台车、可装配 4 个蛇形机械臂的手术执行系统及蛇形机械臂组成。其中蛇形机械臂是具有两段且均可四向弯转的手术器械，该机械臂直径为 8 mm，末端携带单极剪刀、双极抓钳、持针器等手术器械。各机械臂展开后可呈现良好的三角操作关系，避免了单孔操作中"筷子效应"和"反向操作"等问题。

2. 装机与定泊

首先连接定位臂与多通道鞘管，移动手术平台至床旁，放于患侧偏头侧位置，使机械臂旋转杆处于切口上方；水平旋转机械臂旋转杆，使得多通道鞘管方向指向手术目标区域；然后通过调整手术平台的高度，使得多通道鞘管位于切口上方；将多通道鞘管与单孔通道进行连接，并悬于切口外，打开气腹（气腹压选择 13～15 mmHg），首先进入蛇形内窥镜，直视下分别进入并展开蛇形机械臂。由于腹膜后空间较为狭小，为避免术中助手辅助干扰，常规使用三个机械臂：一般 3 号臂使用蛇形内窥镜、2 号臂使用双极抓钳蛇形机械臂、4 号臂使用单极剪刀蛇形机械臂（见图 4-3），同时助手可通过多通道鞘管的辅助孔置入普通腹腔镜器械进行辅助。

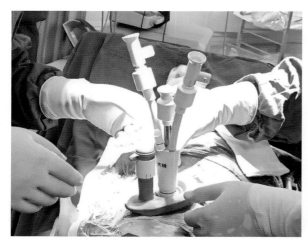 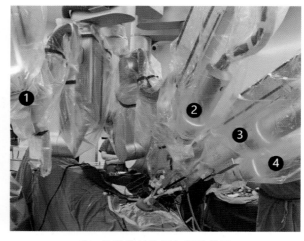

（a）单孔蛇形臂机器人专用单孔多腔道套管　　　　　　（b）机械臂的选择与摆放位置

图 4-3　单孔蛇形臂机器人通道的建立与机械臂的摆放

清除腹膜外脂肪，打开 Gerota 筋膜，钝性和锐性分离相结合进一步扩充后腹腔空间，测量切口至目标术区的距离大于 7 cm，调整多通道鞘管进入体内的深度至合适深度。调节多通道鞘管的角度对准肾上腺区域，一般与患者矢状线呈 120°～130°夹角（见图 4-4）。

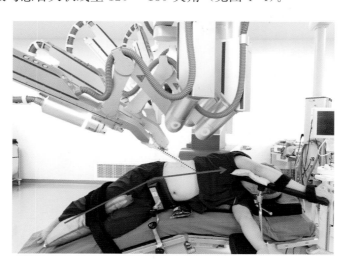

图 4-4　手术平台的装机与定泊

六、手术步骤

（1）清脂：首先从上而下整块清除腹膜后脂肪并翻转至髂窝，显露肾周筋膜、腹膜反折和腰肌等解剖标志。游离肾脏背侧：纵向打开肾周筋膜，沿腰大肌平面向上游离至隔下，向下游离至肾脏下极水平，扩大后腹腔空间。当后腹膜空间打开后，可适当前伸并上探单孔机械臂至合适位置（见图 4-5 至图 4-7）。

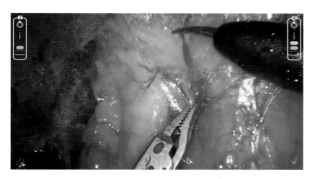
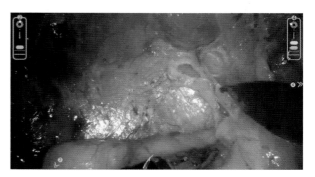

图 4-5　清脂

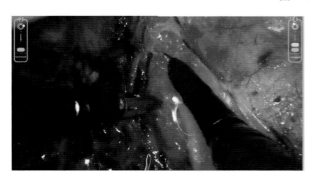
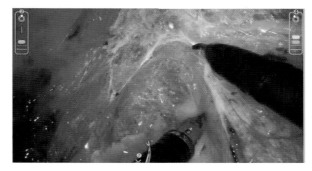

图 4-6　纵向打开肾周筋膜

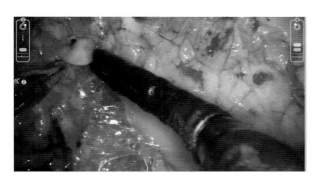
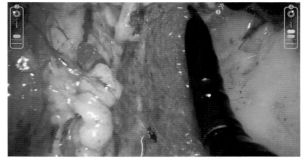

图 4-7　游离肾脏背侧

（2）游离肾脏腹侧、暴露肾上腺：从肾脏内上方的肾周脂肪囊与前层肾周筋膜之间向内侧深面游离，此间隙为无血管间隙，解剖直至见到肾上腺或肿瘤表面。然后从肾脏外上方的肾周脂肪囊与后层肾周筋膜之间的相对无血管间隙向内侧游离至肾上极；去除肾上极部分脂肪，完整显露肾上极实质，充分暴露肾上腺解剖区域（见图 4-8 至图 4-10）。

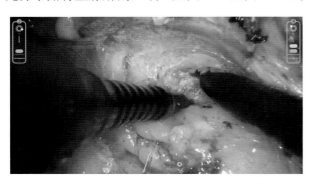
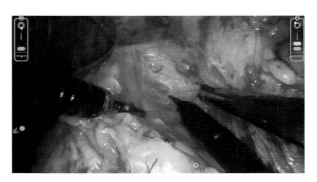

图 4-8　游离肾脏腹侧

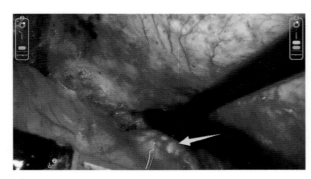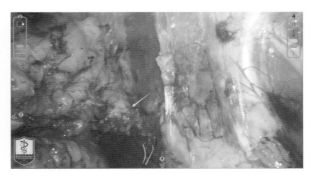

图 4-9　显露肾上腺

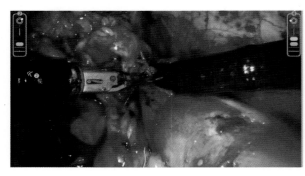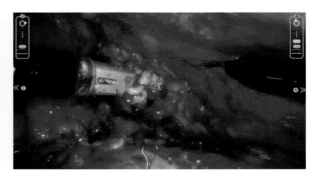

图 4-10　游离肾上极

（3）游离并切除肾上腺：沿肾上极实质游离肾上腺的底部，仔细解剖肾上腺中央静脉，并使用 Hem-o-lok 将其夹闭后离断；沿肾上腺表面仔细游离并完整切除肾上腺（见图 4-11、图 4-12）。

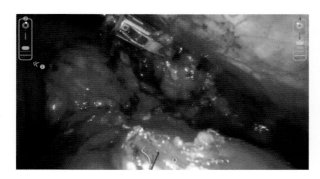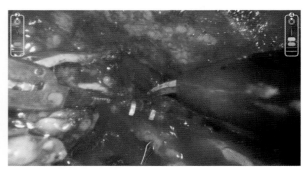

图 4-11　处理肾上腺中央静脉

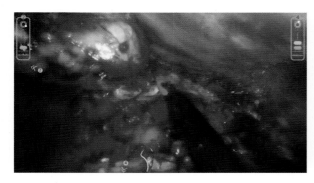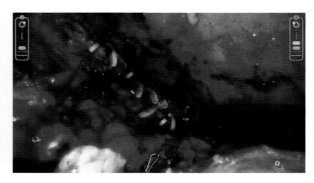

图 4-12　完整切除肾上腺

（4）取出标本、关闭切口：检查术野出血情况；标本放入取物袋取出，留置引流管，逐层关闭切口（见图4-13）。记录手术时间、机器人操作时间、术中出血量、切口数量、切口大小、围术期并发症、病理检查结果等。

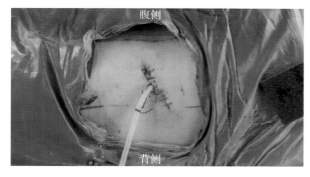 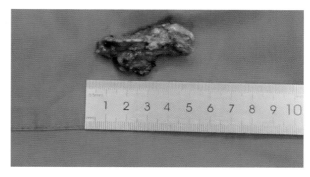

图4-13 术后切口与标本

七、术后注意事项

（1）术后常规心电监护检查血压、呼吸、脉搏。引流管术后常规放置24～48小时。24小时引流量少于20 ml即可拔除。

（2）对于皮质醇增多症患者可能出现的急性肾上腺皮质功能不全要有所警惕，术后要严格按计划补充糖皮质激素。这类患者组织愈合能力较差，要注意切口护理，预防感染。

（3）对于儿茶酚胺增多症患者，术后要严密监测血压，防止出现低血压。

（4）醛固酮增多症患者除了注意电解质变化以外，还需注意术后血压变化。一般患者术后血压会降至正常，对于血压不能降至正常的患者要使用药物控制。

八、手术要点

（1）腹膜后空间较为狭小，蛇形机械臂应避免在过度弯曲，以免阻力过大影响操作精准性，同时可以避免副损伤。

（2）助手在未增加辅助通道的情况下进行辅助时尽量以前后进出的方式来调整合适位置，需避免大幅度上下左右摇摆，以减少与机械臂碰撞干扰甚至发生缠绕。

（3）机器人通道建立于腰大肌与第12肋缘交界处下方约1 cm水平，不宜下移甚至靠近髂前上棘，这样可以为游离肾上腺提供更好的操作角度。

（4）"术锐"单孔机器人蛇形臂有效操作距离为7～15 cm，若术中操作位置过近，则缺乏机械臂展开所需的腹膜后空间，应充分扩张腹膜后空间。

（5）在腹膜后空间内，利用蛇形臂的灵活性和精准性完成手术操作。术中操作时应避免腹膜损伤而影响腹膜后空间。

（6）由于腹膜后空间的局限性和单孔蛇形臂的操作特性，术者在术中较难直接观察到器械之间的相对位置，因此需要依赖术中实时智能监控系统，尽可能避免手术器械之间的相互干扰，确保手术的顺利进行。同时第4臂的使用对助手的辅助过程干扰大，术中辅助操作时容易造成副损伤，因此经腹膜后入路不建议使用第4臂。

（7）手术过程中如出现辅助困难，特别是完成左侧肾上腺切除术时，可选择增加辅助通道，以提高手术安全性。

经腹膜后入路单孔机器人手术鲜有相关报道。单孔机器人手术具有更好的立体视野、更为精细的解剖操作及更为灵活的活动角度，为肾上腺切除手术提供了更好的技术平台。单孔蛇形臂机器人手术系统机械臂进入后腹腔后展开平面为三角形，有效避免了传统机器人单孔手术中因各操作器械相对平行而导致的操作困难；而且术锐单孔机器人手术系统的机械臂在体内仅需要7 cm的展开空间，适合经腹膜后入路完成手术。笔者团队为6例患者进行了经腹膜后入路单孔机器人肾上腺切除手术，手术切口选择在腋中线与第12肋交界处下方约1 cm，做横行切口，手术均顺利完成。2021年12月，In A Lee等学者首次报道了运用达芬奇SP系统完成8例经腹膜后入路单孔机器人肾上腺切除术，但是8例患者手术过程中均增加了辅助通道，而笔者团队开展的6例患者采用纯单孔术式，无一例增加辅助通道。

参考文献

［1］Gavriilidis P，Camenzuli C，Paspala A，et al. Posterior retroperitoneoscopic versus laparoscopic transperitoneal adrenalectomy：A systematic review by an updated meta-analysis ［J］. World Journal of Surgery，2021，45(1)：168 - 179.

［2］Gagner M，Lacroix A，Bolté E. Laparoscopic adrenalectomy in Cushing's syndrome and pheochromocytoma ［J］. The New England Journal of Medicine，1992，327(14)：1033.

［3］Raffaelli M，De Crea C，Bellantone R. Laparoscopic adrenalectomy ［J］. Gland Surgery，2019，8(S1)：S41 - S52.

［4］Kook Y，Choi H R，Kang S W，et al. Laparoscopic adrenalectomy：Comparison of outcomes between posterior retroperitoneoscopic and transperitoneal adrenalectomy with 10 years' experience ［J］. Gland Surgery，2021，10(7)：2104 - 2112.

［5］吴震杰，王坚超，王杰，等. 机器人单孔腹腔镜肾上腺肿瘤切除术初步临床应用报告 ［J］. 临床泌尿外科杂志，2017，32(6)：437 - 439，443.

［6］Garbens A，Morgan T，Cadeddu J A. Single port robotic surgery in urology ［J］. Current Urology Reports，2021，22(4)：22.

［7］王林辉，吴震杰，朱清毅. 中国泌尿外科单孔腹腔镜技术的发展与展望 ［J］. 中华泌尿外科杂志，2020，41(11)：807 - 810.

［8］Barret E，Sanchez-Salas R，Ercolani M，et al. Robotic-assisted laparoendoscopic single-site surgery (R-LESS) in urology：An evidence-based analysis ［J］. Minerva Urologica e Nefrologica，2011，63(2)：115 - 122.

［9］Kaouk J，Garisto J，Bertolo R. Robotic urologic surgical interventions performed with the single port dedicated platform：First clinical investigation ［J］. European Urology，2019，75(4)：684 - 691.

〔10〕Economopoulos K P，Mylonas K S，Stamou A A，et al. Laparoscopic versus robotic adrenalectomy：A comprehensive meta-analysis〔J〕. International Journal of Surgery，2017，38：95 - 104.

〔11〕Dobbs R W，Halgrimson W R，Talamini S，et al. Single-port robotic surgery：The next generation of minimally invasive urology〔J〕. World Journal of Urology，2020，38(4)：897 - 905.

〔12〕Marek-Safiejko M，Safiejko K，Łukaszewicz J，et al. A comparison of two approaches to laparoscopic adrenalectomy：Lateral transperitoneal versus posterior retroperitoneal approach〔J〕. Advances in Clinical and Experimental Medicine：Official Organ Wroclaw Medical University，2016，25(5)：829 - 835.

〔13〕Tutar O，Samanci C，Bakan S，et al. Typical MDCT angiography findings of an unusual cutaneous neoplasia：Masson tumor〔J〕. Polish Journal of Radiology，2015，80：36 - 39.

〔14〕Holmes C，Akhras A，Schneider A，et al. Adrenal intravascular papillary endothelial hyperplasia〔J〕. World Journal of Endocrine Surgery，2017，9(1)：16 - 19.

单孔机器人手术系统具有更好的立体视野、更为精细的解剖及更为灵活的操作角度，为肾部分切除手术提供了更好的技术平台。海军军医大学长海医院王林辉教授团队率先报道了采用单孔蛇形臂机器人手术系统完成 4 例零缺血肾部分切除术，初步经验显示了单孔蛇形臂机器人手术系统的安全性和有效性。单孔机器人手术系统蛇形机械臂有效避免了传统机器人单孔手术中因各操作器械相对平行而导致的操作困难。笔者带领团队率先完成了经腹膜后入路单孔机器人肾部分切除手术，初步证实采用单孔机器人手术系统行经腹膜后入路单孔肾部分切除术的安全性、有效性。

一、手术适应证

1. 适应证：适用于 T1a 期、位于肾脏表面便于手术操作的肾癌。对于完全内生性或特殊部位（肾门、肾窦）的 Ta 期肾癌，以及经过筛选的 T1b 期肾癌，可根据术者的技术水平和经验、所在医院的医疗条件以及患者的体能状态等综合评估，可选择肾部分切除术。

（1）绝对适应证：发生于解剖性或功能性孤立肾的肾癌、对侧肾功能不全或无功能者、家族性肾细胞癌、双肾同时性肾癌等。

（2）相对适应证：肾癌对侧肾存在某些良性疾病，如肾结石、慢性肾盂肾炎或合并其他可能导致肾功能恶化的疾病（如高血压、糖尿病、肾动脉狭窄等）患者。

需要注意的是：即使存在部分肾切除的绝对或相对适应证，如解剖性或功能性孤立肾、合并某些肾功能恶化风险的疾病等，在选择肾部分切除术时，仍必须首先考虑达成肿瘤控制，即完整切除肿瘤，避免术后短期内肿瘤复发。

2. 手术禁忌证：有局部及远处转移、多发肿瘤，肿瘤位置靠近肾门部位的患者为相对禁忌。

二、术前准备

1. 常规实验室检查：血、尿、便常规检查，肝、肾功能检查，心电图，胸部 X 检查。CT 检查确定肾脏肿瘤的部位、大小，了解有无肾静脉及腔静脉有无癌栓。

2. 行 CTA 检查，了解肾脏血管的分布，以利于术中控制肾脏血供。ECT 检查了解分肾功能，并行骨扫描了解有无骨转移。

三、麻醉与体位

患者行气管插管全身静脉复合麻醉方式，麻醉成功后保留导尿管，手术过程中合理使用肌松药。患者取完全健侧卧位，升高腰桥呈"折刀位"，稳妥固定于手术台。调节手术床来改变患者的体位至头高脚低侧卧位（头部抬高 30°左右）。

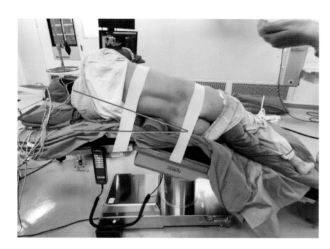
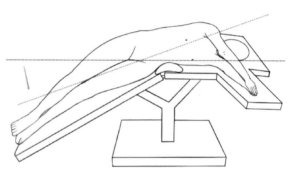

图 5-1　体位摆放及示意

四、切口选择

一般采用经腹膜后入路，于腋中线、第 12 肋与髂前上棘的中点区做 3～5 cm 横行皮肤切口（见图 5-2）（具体切口的位置可根据肾肿瘤的位置进行调整。如果肿瘤位于肾上极，可以将切口适当上移 1 cm；如果肿瘤位于肾下极，可以将切口适当下移 1 cm 左右），到肌肉层时顺肌纤维方向打开至腹膜后间隙，尽量减少离断肌纤维，然后通过自制气囊充气 800～1 000 ml 以充分扩张腹膜后间隙，随后置入单孔机器人专用通道。

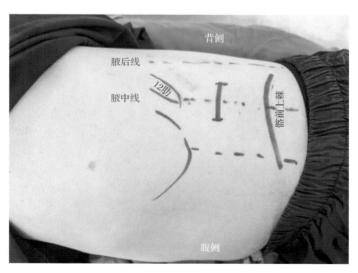

图 5-2　切口选择

五、备机

1. 连接定位臂与多通道鞘管，移动手术平台至床旁放置于患侧偏头侧位置，使蛇形机械臂旋转杆处于切口上方；水平旋转机械臂旋转杆，使得多通道鞘管方向指向手术目标区域；然后通过调整手术平台的高度，使得多通道鞘管位于切口上方；将多通道鞘管与单孔通道进行连接，并悬于切口外，打开气腹（气腹压选择 13～15 mmHg），进入蛇形内窥镜，直视下分别进入并展开蛇形机械臂（见图 5-3）。由于腹膜后空间较为狭小，为避免术中助手辅助干扰，常规使用三个机械臂，一般 3 号臂使用蛇形内窥镜、2 号臂使用双极抓钳蛇形机械臂和 4 号臂使用单极剪刀蛇形机械臂，同时助手可通过多通道鞘管的辅助孔置入普通腹腔镜器械进行辅助。

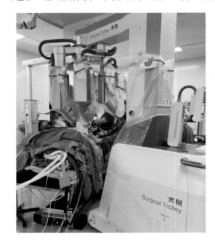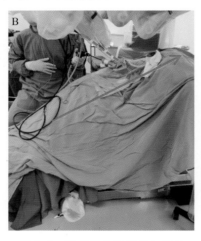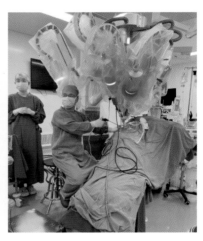

图 5-3 手术平台的装机与定泊

清除腹膜外脂肪，打开 Gerota 筋膜，钝性和锐性分离相结合进一步扩充后腹腔空间，测量切口至目标术区的距离大于 7 cm，调整多通道鞘管进入体内的深度，同时调节多通道鞘管角度对准手术目标区域，一般与患者矢状线呈 100°～110°夹角。

2. 手术步骤

（1）首先从上至下清除腹膜后脂肪，辨认肾周筋膜、腹膜反折和腰肌等解剖标志（见图 5-4）。

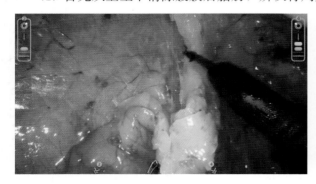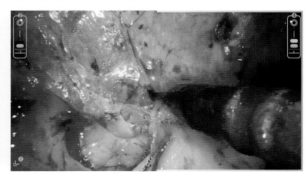

图 5-4 清脂

（2）游离肾动脉及其分支：纵向打开 Gerota 筋膜及肾周脂肪囊，沿腰大肌向前、向上方分离肾脏背侧面，在腰大肌深面识别肾动脉搏动（一般于腰大肌内侧弓状韧带水平位置仔细解剖可发现肾动脉），仔细游离肾动脉，先不予钳夹（见图 5-5 至图 5-7）。

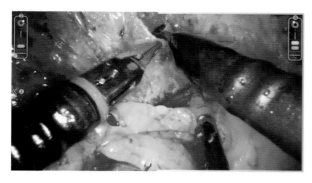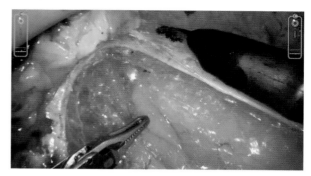

图 5-5　打开 Gerota 筋膜

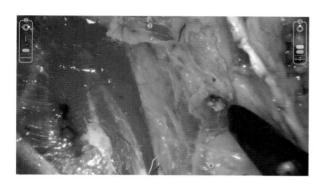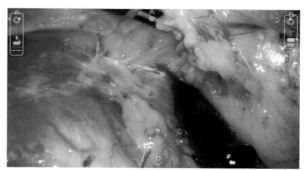

图 5-6　分离肾脏背侧面

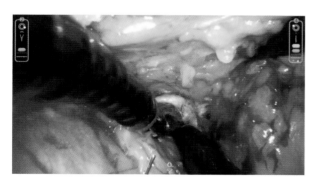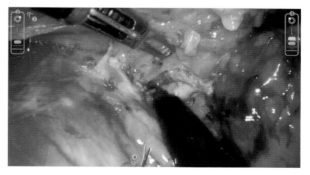

图 5-7　解剖肾门部显露肾动脉

（3）游离肾脏、显露肿瘤：根据影像学检查提示，在肿瘤病变部位沿肾脏表面打开肾周脂肪直至暴露瘤体，充分游离肿瘤周围的肾周脂肪。用血管阻断夹阻断肾动脉并开始计时；然后用电剪刀距离肿瘤 0.5cm 的正常肾脏组织开始剪除肿瘤，钝性和锐性分离相结合，助手持吸引器帮助暴露并吸净创面渗出，保持术野清晰，以利肿瘤完整切除（见图 5-8 至图 5-10）。

（4）创面缝合：创面彻底止血，将 3 号臂的双极窗钳更换为持针器，置入 2-0 倒刺缝线，提前在线尾端固定 Hem-o-lok 夹 1 枚，分层缝合创面，第一层缝合肾髓质，第二层缝合肾皮质全层，每针穿出肾包膜后收紧缝线并用 Hem-o-lok 夹固定。如肿瘤位置较表浅，可选择全层缝合；如存在集合系统损伤时则用 3-0 倒刺缝线先连续缝合集合系统。缝合完成后移除血管阻断夹，开放夹闭的肾动脉并降低气腹压力（降低至 5～8 mmHg）观察创面，确保创面无渗血及活动性出血（见图 5-11 至图 5-13）。局部创面放置止血纱布，留置腹膜后引流管一根，取出标本，逐层关闭手术切口（见图 5-14）。

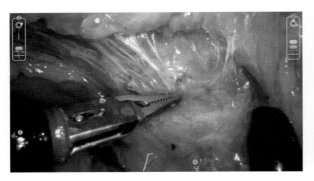
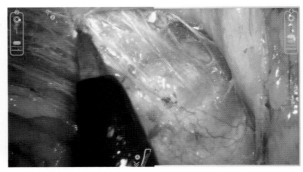

图 5-8 游离肾脏、显露肿瘤

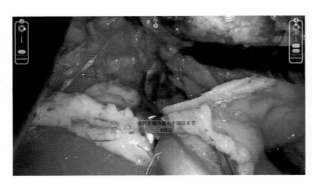
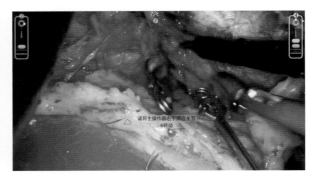

图 5-9 血管阻断夹阻断肾动脉

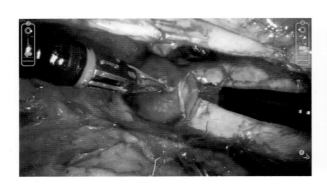
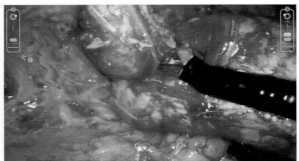
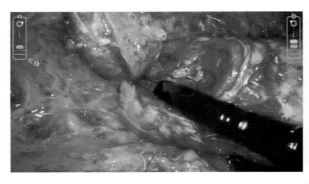
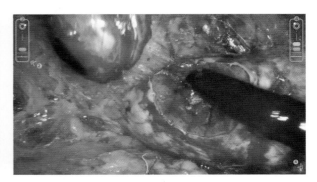

图 5-10 完整切除肿瘤

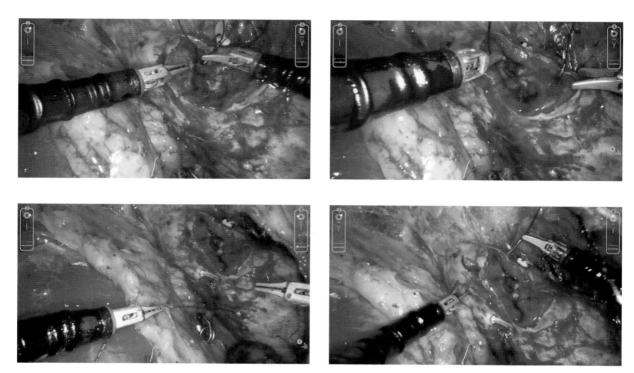

图 5-11　创面缝合（A）

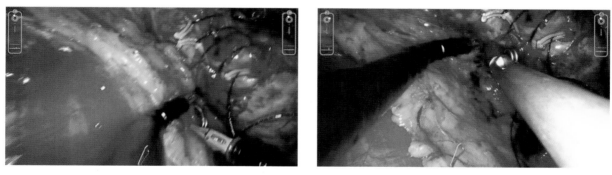

图 5-12　创面缝合（B）

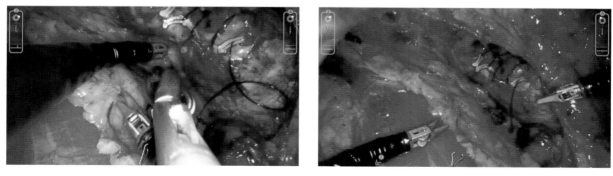

图 5-13　开放夹闭的肾动脉，观察创面

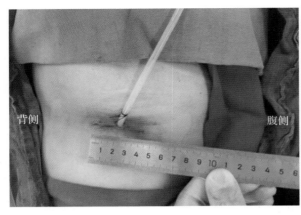 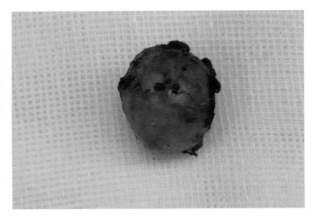

图 5-14 术后切口与标本

3. 术后处理

（1）术后心电监护检测呼吸、血压、脉搏等生命体征，观察伤口引流管的引流量。引流量大并且为颜色鲜红的血液、同时伴有生命体征的不稳定，要考虑到术后大出血的可能，应积极处理。

（2）术后严格卧床休息1～2周，3个月内不宜进行剧烈活动或重体力劳动。

（3）如果出现尿瘘，应该保持引流管通畅，并放置输尿管支架管和导尿管。

六、术中要点

（1）腹膜后空间较为狭小，蛇形机械臂应避免在过度弯曲，以免阻力过大影响操作精准性，同时可以避免副损伤。尤其是在游离肾动脉时，术者应确保蛇形机械臂处于正常工作状态，同时助手在主刀医师操控机械臂工作时需保持器械的稳定性，以防干扰蛇形臂造成血管损伤。

（2）助手在未增加辅助通道的情况下进行辅助时尽量以前后进出的方式来调整合适位置，需避免大幅度上下左右摇摆，以减少与蛇形机械臂碰撞干扰甚至发生缠绕。

（3）于腋中线、第12肋与髂前上棘的中点区做3～5 cm横行皮肤切口，具体切口的位置可根据肾肿瘤的位置进行调整，这样可以为切除肾肿瘤提高更好的操作距离和角度。

（4）需要充分暴露腹膜后间隙，气囊充气800～1 000 ml空气以充分扩张。

（5）在腹膜后空间内，利用蛇形臂的灵活性和精准性完成手术操作，术中操作时应避免腹膜损伤而影响腹膜后空间。如腹膜不慎损伤出现破口时要及时闭合，以免影响蛇形机械臂操作空间，增加暴露困难。

（6）由于腹膜后空间的局限性和单孔蛇形臂的操作特性，术者在术中较难直接观察到器械之间的相对位置，因此需要依赖术中实时智能监控系统，尽可能避免手术器械之间的相互干扰，以确保手术的顺利进行。同时第4臂的使用对助手的辅助过程干扰大，术中辅助操作时容易造成副损伤，因此经腹膜后入路不建议使用第4臂。

（7）手术过程中如出现暴露困难，特别是完成肾门部肿瘤切除术时，可选择增加辅助通道，以提高手术安全性。

（8）肾脏内生型肿瘤可选择术中超声探头进行定位，术中超声探头必须充分接触肾脏表面，仔细探查瘤体的大小、界线以及距肾脏表面的深度，并用电凝定位。

参考文献

[1] Nguyen T T，Ngo X T，Duong N X，et al. Single-Port Versus Multiport Robot-Assisted Partial Nephrectomy：A Meta-Analysis [J]. Endouro，2024，7：45-49.

[2] Ko Y H，Ha J G，Jang J Y，et al. DaVinci SP-based simultaneous bilateral partial nephrectomy from the midline transperitoneal approach：A case report [J]. Journal of Yeungnam Medical Science，2024，41(1)：48-52.

[3] Rich J M，Okhawere K E，Nguyen C，et al. Transperitoneal versus retroperitoneal single-port robotic-assisted partial nephrectomy：An analysis from the single port advanced research consortium [J]. European Urology Focus，2023，9(6)：1059-1064.

[4] Mehrazin R，Ranti D，Altschuler J. Early perioperative outcomes of single-port compared to multi-port robot-assisted laparoscopic partial nephrectomy [J]. Journal of Robotic Surgery，2023，17(5)：2409-2414.

[5] Pellegrino A A，Chen G，Morgantini L，et al. Simplifying retroperitoneal robotic single-port surgery：Novel supine anterior retroperitoneal access [J]. European Urology，2023，84(2)：223-228.

[6] Peng D，Jing T L，Yao X L，et al. Preliminary experience of partial nephrectomy through a new single-port surgical robot system [J]. Journal of Endourology，2023，37(5)：535-541.

[7] Dhanji S，Wang L K，Liu F，et al. Recent advances in the management of localized and locally advanced renal cell carcinoma：A narrative review [J]. Research and Reports in Urology，2023，15：99-108.

[8] Shukla D，Small A，Mehrazin R，et al. Single-port robotic-assisted partial nephrectomy：Initial clinical experience and lessons learned for successful outcomes [J]. Journal of Robotic Surgery，2021，15(2)：293-298.

[9] Fang A M，Saidian A，Magi-Galluzzi C，et al. Single-port robotic partial and radical nephrectomies for renal cortical tumors：Initial clinical experience [J]. Journal of Robotic Surgery，2020，14(5)：773-780.

[10] Lee H H，Na J C，Yoon Y E，et al. Robot-assisted laparoendoscopic single-site upper urinary tract surgery with da Vinci Xi surgical system：Initial experience [J]. Investigative and Clinical Urology，2020，61(3)：323-329.

[11] Campi R，Cotte J，Sessa F，et al. Robotic radical nephroureterectomy and segmental ureterectomy for upper tract urothelial carcinoma：A multi-institutional experience [J]. World Journal of Urology，2019，37(11)：2303-2311.

[12] Kaouk J，Garisto J，Bertolo R. Robotic urologic surgical interventions performed with the single port dedicated platform：First clinical investigation [J]. European Urology，2019，75(4)：684-691.

[13] Amanov E，Nguyen T D，Markmann S，et al. Toward a flexible variable stiffness endoport for single-site partial nephrectomy [J]. Annals of Biomedical Engineering，2018，46(10)：1498-1510.

[14] 魏勇，王省博，左文仁，等. 经腹膜后入路机器人辅助单孔腹腔镜肾部分切除治疗孤立肾肾癌合并双肾盂双输尿管畸形一例报道 [J]. 机器人外科学杂志（中英文），2023，9(1)：79-84.

[15] 朱清毅，张超，魏勇，等. 国产单孔蛇形臂机器人手术系统在经后腹腔肾肿瘤肾部分切除术和肾上腺肿瘤切除术中的初步应用 [J]. 海军军医大学学报，2022，8(10)：1189-1193.

[16] 叶孙益，彭鼎，景泰乐，等. 国产单孔蛇形臂机器人辅助腹腔镜行肾部分切除术初步经验 [J]. 临床泌尿外科杂志，2022，37(9)：661-664.

[17] 吴震杰，刘冰，王坚超，等. 机器人单孔腹腔镜下零缺血肾部分切除术的初步应用经验 [J]. 中华泌尿外科杂志，2017，38(7)：498-501.

第六章
肾盂输尿管连接处梗阻成形术

扫码可看手术视频

肾盂输尿管连接处梗阻（ureteropelvic junction obstruction，UPJO）是指肾脏产生的尿液无法正常流入膀胱，而是在肾盂输尿管连接处发生阻塞。这会导致肾脏积水，引起疼痛、感染、肾功能减退等问题。确诊 UPJO 后多数患者都需要接受手术治疗，以保护肾功能。

目前主流的手术方式已经从传统的开放手术演变到腹腔镜手术。UPJO 手术中需要精细缝合，单孔机器人手术相比常规腹腔镜手术具备更多优势。

一、手术适应证

（1）手术适应证：经过检查确诊为 UPJ 狭窄或考虑外源性的压迫合并有肾功能明显的损害或者进行性的损害；UPJO 继发结石或反复感染的；腰部手术史或伴有脊柱病变不能耐受侧卧位者。

（2）手术禁忌证：严重心肺功能障碍、严重出血性疾病无法耐受麻醉和手术的患者。

二、术前准备

（1）常规实验室检查，血、尿、便常规检查，肝、肾功能检查，心电图，胸部 X 检查。静脉尿路造影或逆行肾盂造影了解 UPJ 梗阻的情况，CT 或 CTU 了解是否有外源性的压迫，ECT 检查了解分肾功能。术前进行尿培养明确排除尿路感染。

（2）术前一天开始流质饮食，并冲服复方聚乙二醇电解质散排空肠道，防止术中肠道积气影响手术操作。术前三天开始行脐部清洁护理。

三、麻醉与体位

患者取平卧位行气管插管全身麻醉方式，手术过程中合理使用肌松药。麻醉成功后调节手术床来改变患者的体位，患者取 60°～70°健侧卧位（见图 6-1）。

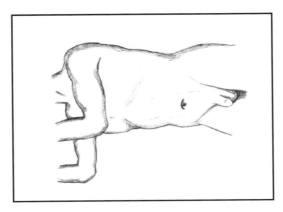

图 6-1 体位摆放

四、切口选择

选择跨脐长约 3 cm 的正中切口，依次切开皮肤、皮下脂肪层及腹白线，小心打开腹膜层，避免损伤肠道（见图 6-2）。

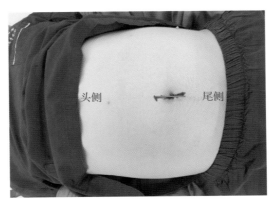

图 6-2 切口选择

五、备机

1. 器械准备

确保单孔蛇形臂机器人及其所有配件（如蛇形机械臂、内窥镜等）处于良好工作状态，并进行功能测试。检查手术器械的清洁度和无菌状态，确保符合手术要求。

2. 装机与定泊

首先连接定位臂与多通道鞘管，移动手术平台至床旁放置于患者左侧，使机械臂旋转杆处于切口上方；水平旋转机械臂旋转杆，使得多通道鞘管方向指向手术目标区域；然后通过调整手术平台的高度，使得多通道鞘管位于切口上方；将多通道鞘管与单孔通道进行连接，并悬于切口外，打开气腹，首先进入蛇形内窥镜，直视下分别进入并展开蛇形机械臂。常规使用三个机械臂：一般 3 号臂使用蛇形内窥镜、2 号臂使用双极抓钳蛇形机械臂和 4 号臂使用单极剪刀蛇形机械臂，同时助手可通过多通道鞘管的辅助孔置入普通腹腔镜器械进行辅助。测量切口至目标术区的距离大于 7 cm，调整多通道鞘管进入体内的深度至合适深度。调节多通道鞘管的角度对准术区（见图 6-3）。

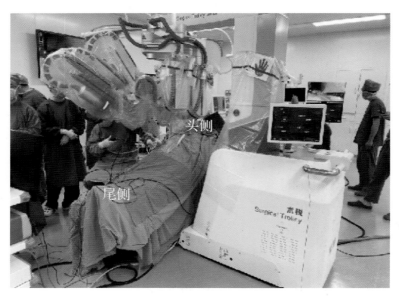

图 6-3　手术平台装机与定泊

六、手术步骤

1. 打开侧腹膜，显露 Gerota 筋膜

使用机器人电剪刀沿 Toldt 线打开侧腹膜。将结肠从 Gerota 筋膜向前内下方推开，完全显露 Gerota 筋膜（见图 6-4）。

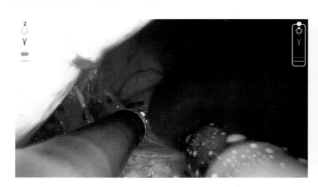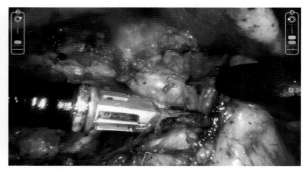

图 6-4　打开侧腹膜

2. 游离 UPJ

打开 Gerota 筋膜，于肾脏腹侧平面向下充分游离，解剖出扩张的肾盂和肾盂输尿管连接部以及上段输尿管。探查导致 UPJO 的原因（见图 6-5、图 6-6）。

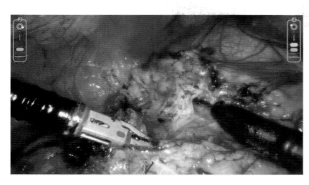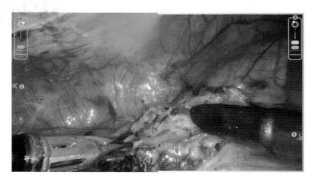

图 6-5　游离 UPJ（A）

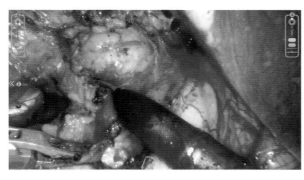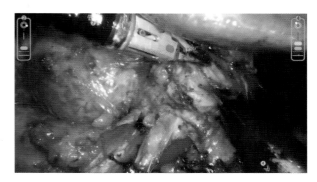

图 6-6　游离 UPJ（B）

3. UPJ 成形

此步骤参考经腹膜后入路手术方法（见图 6-7 至图 6-11）。

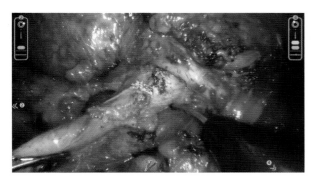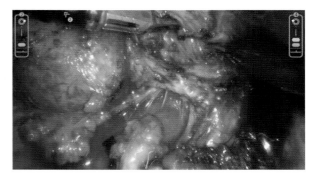

图 6-7　离断 UPJ

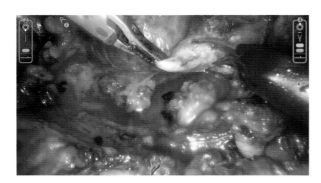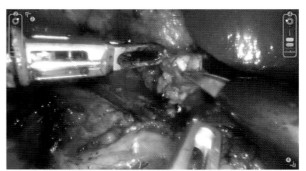

图 6-8　剪除 UPJ 狭窄段

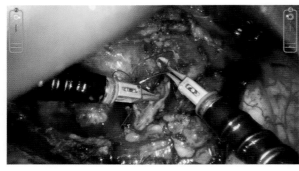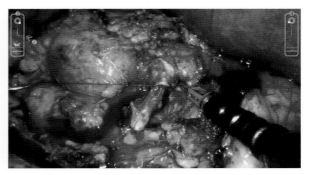

图 6-9　吻合肾盂与输尿管后壁

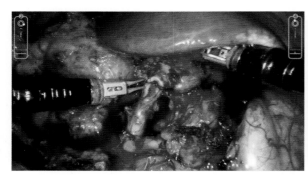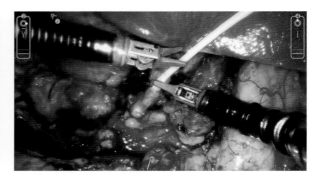

图 6-10　放置双 J 管

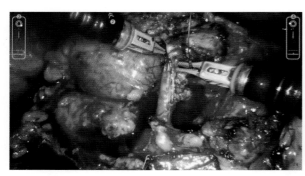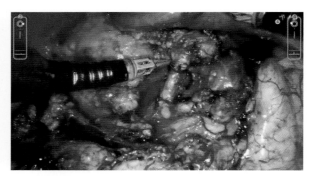

图 6-11　吻合肾盂与输尿管前壁

4. 关闭切口

降低气腹压力检查确认无活动性出血，手术部位放置引流管，通过脐部切口引出体外。仔细逐层关闭手术切口（见图 6-12）。

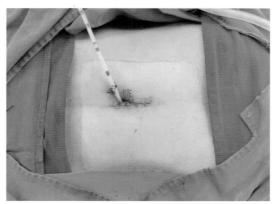

图 6-12　术后切口

七、术后注意事项

（1）术后心电监护检测呼吸、血压、脉搏等生命体征，观察伤口引流管的引流量。

（2）保持引流管通畅，术后 7～10 天引流量少于 20 ml 时拔除。

（3）留置尿管至引流管拔除前日，试夹管后引流量不增加时再拔除。

（4）输尿管支架管术后 3 个月拔除，同时输尿管镜观察吻合口，如有必要，继续留置输尿管支架管 3 个月。

八、手术要点

（1）游离输尿管上段时注意保护输尿管血供，尽量避免用力钳夹和电凝管壁等组织。

（2）裁剪扩大的肾盂时也要注意保护血供，在裁剪后的最低点与输尿管进行吻合。

（3）吻合时注意吻合口张力和大小，吻合的间距不宜过密。

（4）经腹腔入路时关注术中实时智能监控系统，避免腹腔脏器损伤。机械臂撤离应在内窥镜直视下进行。

参考文献

［1］Wong Y S，Lo K L，Pang K K Y，et al. A combined approach of robot-assisted laparoscopic pyeloplasty and flexible endoscopy to treat concomitant ureteropelvic junction obstruction and calyceal stones in children：Technical considerations and review of the literature ［J］. Frontiers in Pediatrics，2022，10：1017722.

［2］Baek M，Silay M S，Au J K，et al. Quantifying the additional difficulty of pediatric robot-assisted laparoscopic re-do pyeloplasty：A comparison of primary and re-do procedures ［J］. Journal of Laparoendoscopic & Advanced Surgical Techniques Part A，2018，28(5)：610 - 616.

［3］Faddegon S，Tan Y K，Olweny E O，et al. Laparoendoscopic single-site（LESS）pyeloplasty for horseshoe ureteropelvic junction obstruction ［J］. JSLS：Journal of the Society of Laparoendoscopic Surgeons，2012，16（1）：151 - 154.

［4］Tugcu V，Ilbey Y O，Polat H，et al. Early experience with laparoendoscopic single-site pyeloplasty in children ［J］. Journal of Pediatric Urology，2011，7(2)：187 - 191.

［5］Hemal A K，Mukherjee S，Singh K. Laparoscopic pyeloplasty versus robotic pyeloplasty for ureteropelvic junction obstruction：A series of 60 cases performed by a single surgeon ［J］. The Canadian Journal of Urology，2010，17（1）：5012 - 5016.

［6］Chertin L，Lask A，Shumaker A，et al. Repositioning of ureteropelvic junction in robot-assisted laparoscopic pyeloplasty ［J］. Urology，2024，184：195 - 198.

［7］Miyano G，Iida H，Ebata Y，et al. Robot-assisted retroperitoneoscopic diamond bypass pyeloplasty ［J］. Journal of Pediatric Surgery，2023，58(7)：1296 - 1300.

［8］Krings G，Ayoub E，Campi R，et al. Ureteropelvic junction obstruction and renal calculi：Simultaneous treatment by robot-assisted laparoscopic pyeloplasty and transcutaneous retrograde flexible ureteroscopy. Technique description and early outcomes ［J］. Progres En Urologie：Journal De L'Association Francaise D'urologie et De La Societe Francaise D'urologie，2023，33(5)：279－284.

［9］Zappia J L，Farrow J M，Song L，et al. Outcomes of robot-assisted laparoscopic pyeloplasty based on degree of obstruction on preoperative Tc-99 MAG-3 renal scintigraphy ［J］. Journal of Endourology，2023，37(2)：151－156.

［10］Pérez-Marchán M，Pérez-Brayfield M. Comparison of laparoscopic pyeloplasty vs. robot-assisted pyeloplasty for the management of ureteropelvic junction obstruction in children ［J］. Frontiers in Pediatrics，2022，10：1038454.

［11］Mantica G，Balzarini F，Chierigo F，et al. The fight between PCNL，laparoscopic and robotic pyelolithotomy：Do we have a winner? A systematic review and meta-analysis ［J］. Minerva Urology and Nephrology，2022，74(2)：169－177.

［12］Wong Y S，Pang K K Y，Tam Y H. Comparing robot-assisted laparoscopic pyeloplasty vs. laparoscopic pyeloplasty in infants aged 12 months or less ［J］. Frontiers in Pediatrics，2021，9：647139.

［13］Cheng S D，Li X F，Zhu W J，et al. Real-time navigation by three-dimensional virtual reconstruction models in robot-assisted laparoscopic pyeloplasty for ureteropelvic junction obstruction：Our initial experience ［J］. Translational Andrology and Urology，2021，10(1)：125－133.

［14］Cole A，Lee M，Koloff Z，et al. Complex re-do robotic pyeloplasty using cryopreserved placental tissue：An adjunct for success ［J］. International Braz j Urol：Official Journal of the Brazilian Society of Urology，2021，47(1)：214－215.

第七章
前列腺根治性切除术

扫码可看手术视频　　　　扫码可看手术视频

单孔机器人手术系统的出现既满足了对手术微创、美容、恢复快的需求，又克服了传统单孔腹腔镜手术的技术难点。2019 年，Kaouk 等学者率先报道了单孔机器人（达芬奇 SP 系统）完成 10 例经腹膜外入路根治性前列腺切除术。但达芬奇 SP 系统在国内仍在临床试验阶段，临床尚未普及，这直接影响了国内单孔机器人手术的发展。国产单孔蛇形臂机器人手术系统的临床应用有效解决了这一困境。

前列腺根治性切除术一般分为经腹腔入路和经腹膜外入路两种手术入路。经腹膜外入路适用于不需要淋巴结清扫的前列腺根治性切除术，可以有效避开腹腔内粘连肠管等组织器官对手术的干扰，降低手术难度，同时可减少术后肠道恢复时间，缩短术后患者禁食时间，有助于患者术后快速康复。

近年来，国内外诸多学者发表了经腹膜外入路单孔机器人前列腺根治性切除术，但截至目前的文献检索结果显示，绝大部分中心完成该术式时为保证手术的安全性均增加了一个辅助通道。单孔机器人手术系统由于其可弯曲的机械臂及切口的最小化，助手经单孔切口进行辅助的难度极大，且辅助操作缓慢，效果欠佳。本中心 10 余例患者均未增加辅助通道，且未增加手术时间，是真正意义上的纯单孔手术。此外，在本章节中我们还将介绍经腹膜外入路单孔机器人完整保留全尿道的前列腺根治性切除术。

一、手术适应证

1. 手术适应证

手术应综合考虑肿瘤的危险程度、患者的预期寿命及总体健康状况。术前应充分告知患者手术可能存在的并发症，特别是手术对控尿及勃起功能造成的潜在影响。

（1）肿瘤的危险程度分层

① 低危及中危患者：推荐行前列腺根治性切除术。研究表明前列腺根治性切除术可以显著降低中危前列腺癌患者的肿瘤特异性死亡率和远处转移的风险。对包膜外侵犯概率较低的患者可考虑在术中保留神经血管束。

② 局限性高危前列腺癌：对于肿瘤负荷相对较低的局限性高危前列腺癌患者，前列腺根治性切除术亦是推荐的治疗方法。因高危前列腺癌患者术后淋巴结转移的风险可达 15%～40%，故建议对此类患者选择施行扩大盆腔淋巴结清扫。

③ 局部进展期前列腺癌：近年来，部分回顾性研究显示局部进展期前列腺癌接受以根治性手术为基础的综合治疗同样能获得良好的生存获益。因此对局部进展期前列腺癌患者可以有选择地实施前列腺根治性切除术及扩大盆腔淋巴结清扫。但是，与根治性外放疗相比，对局部进展期患者实施前列腺根治性切除术能否产生生存获益目前仍缺乏前瞻性随机对照研究。

尤其对于 cT3b～cT4 期前列腺癌患者，回顾性研究显示此类患者行前列腺根治性切除术后 15 年的肿瘤特异性生存率和总生存率分别为 87％ 和 65％。但是，cT3b～cT4 期前列腺癌患者围手术期并发症发生概率较高，应在与患者充分沟通的基础上谨慎选择手术。

（2）患者的预期寿命：尽管手术没有硬性的年龄界限，一般施行前列腺根治性切除术的局限性中、低危患者的预期寿命应大于 10 年；局限性高危、局部进展性患者的预期寿命应大于 5 年。

（3）健康状况：前列腺癌患者多为高龄男性，手术并发症的发生率与患者健康状况密切相关。因此术前应仔细评估患者健康状况，对耐受手术能力较好的患者行手术治疗。

（4）手术时机：对于手术时机的选择目前仍无定论。一般认为穿刺后数周，局部炎症及水肿消退，施行手术可降低手术难度、减少手术并发症；良性前列腺增生手术后诊断的前列腺癌，术后应等待 12 周后再施行手术。

2. 手术禁忌证

（1）患有显著增加手术或麻醉风险的疾病，如严重的心血管疾病、呼吸系统疾病及凝血障碍等。

（2）广泛骨转移或伴其他脏器转移。

二、术前准备

术前常规进行心、肺、肝、肾等重要器官的检查。术前三天开始行尿道外口清洁护理。术前一天口服肠道抗生素、流质肠道准备，术前晚和术晨行清洁灌肠。术野备皮。

三、麻醉与体位

麻醉方式选择气管内插管全身麻醉，并与麻醉医师相互配合手术过程中肌松药的合理应用。选择改良截石位，头低脚高 15°～30°位（见图 7-1）。

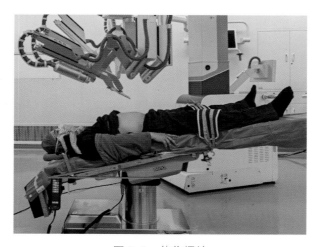

图 7-1　体位摆放

四、切口选择

术野消毒铺巾，留置导尿管；切口选择脐下 2 cm 处向下约 3～5 cm 的正中切口（见图 7-2，具体切口长度可结合前列腺体积而定）。依次切开皮肤、皮下脂肪层，打开腹正中白线至腹膜外层。先使用手指进行钝性分离，建立初步空间；后通过自制气囊充气 800～1 000 ml 进行空间扩张。

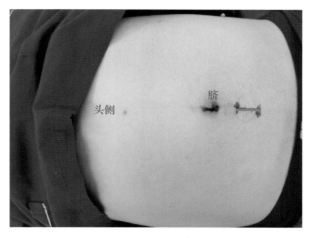

图 7-2　切口选择

五、备机

1. 器械准备

确保单孔蛇形臂机器人及其所有配件（如蛇形机械臂、内窥镜等）处于良好工作状态，并进行功能测试。检查手术器械的清洁度和无菌状态，确保符合手术要求。

2. 装机与定泊

首先连接定位臂与多通道鞘管，移动手术平台至床旁放置于患者左侧位置，使机械臂旋转杆处于切口上方；水平旋转机械臂旋转杆，使得多通道鞘管方向指向手术目标区域；然后通过调整手术平台的高度，使得多通道鞘管位于切口上方；将多通道鞘管与单孔通道进行连接，并悬于切口外，打开气腹（气腹压选择 13～15 mmHg），首先进入蛇形内窥镜，直视下分别进入并展开蛇形机械臂。为避免术中助手辅助干扰，常规使用三个机械臂：一般 3 号臂使用蛇形内窥镜、2 号臂使用双极抓钳蛇形机械臂和 4 号臂使用单极剪刀蛇形机械臂，同时助手可通过多通道鞘管的辅助孔置入普通腹腔镜器械进行辅助。

清除腹膜外脂肪，扩充腹膜外空间，测量切口至目标术区的距离大于 7 cm，调整多通道鞘管进入体内的深度至合适深度。调节多通道鞘管的角度对准术区，一般与患者矢状线呈 130°～150° 夹角。

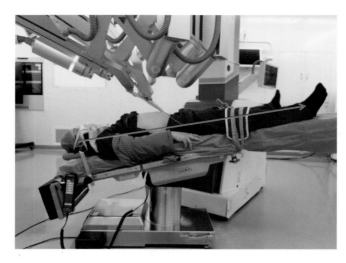

图 7-3　手术平台装机与定泊

六、手术步骤

1. 分离耻骨后间隙

首先游离 Retzius 间隙，用电刀将膀胱颈及前列腺表面的脂肪及结缔组织充分的清除，以利于前列腺尖部及膀胱颈部解剖（见图 7-4）。

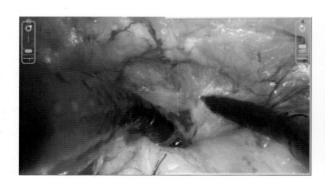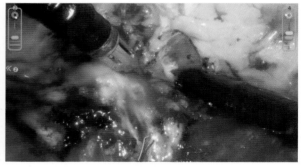

图 7-4　游离 Retzius 间隙

2. 打开盆内筋膜并缝扎背侧静脉复合体

沿着两侧的盆壁，在靠近前列腺侧面的位置用电剪刀切开盆内筋膜。将盆内筋膜切开扩大至耻骨前列腺韧带，在靠近耻骨前列腺韧带附着于耻骨的位置将耻骨前列腺韧带予以切断，显露背侧静脉复合体（dorsal vein complex，DVC）。切断耻骨前列腺韧带时要紧贴耻骨且不宜过深，以防损伤 DVC。显露背深静脉复合体 DVC 并使用 2-0 可吸收缝线进行缝扎（见图 7-5）。

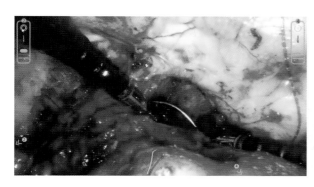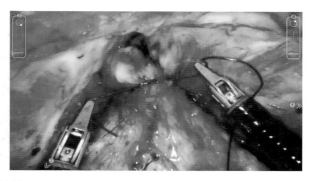

图 7-5　缝扎 DVC

3. 游离膀胱颈

仔细分离膀胱颈前壁，处理膀胱颈口。在前列腺、膀胱连接部 12 点位置用机器人单极电剪刀横行切开，在膀胱颈部肌纤维与前列腺腺体之间的平面向下和两侧进行钝性锐性相结合游离，横断膀胱颈前壁后暴露尿道并退出导尿管（见图 7-6）。

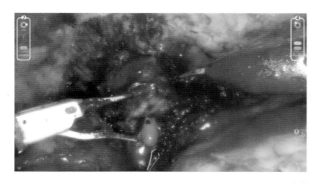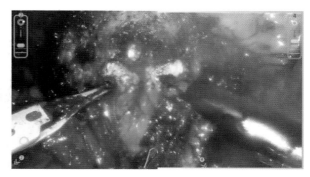

图 7-6　游离并横断膀胱颈口

4. 游离双侧输精管和精囊

完全离断膀胱颈后，继续向深部分离脂肪结缔组织，显露双侧的输精管和精囊腺；电凝与输精管伴行的小动脉后切断两侧的输精管，提起远端输精管残端持续向头侧牵引。助手使用吸引器将膀胱颈朝下按压，同时间断吸引尿液，游离精囊，并可通过将尿道扩张条上提或左右摆动，以更好地暴露双侧精囊腺（见图 7-7）。

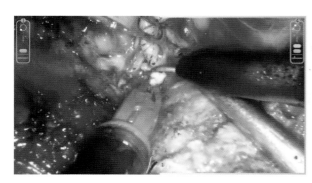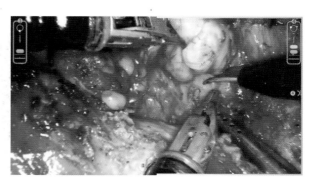

图 7-7　游离双侧输精管和精囊

5. 游离前列腺背侧和两侧叶

将游离后的精囊提起，在近精囊基底部水平切开狄氏筋膜，钝性分离前列腺和直肠前间隙。沿直肠前间隙向深部水平分离，注意避免损伤直肠。将精囊和输精管向前上方提起可显露前列腺的血管束，从前列腺侧后方分离前列腺血管束，用 Hem-o-lok 结扎后离断。紧贴前列腺包膜离断前列腺侧韧带直至前列腺尖部。仔细游离前列腺两侧叶，避免损伤血管、神经束。

6. 横断 DVC、处理尿道及前列腺尖部

使用电剪刀切断已经结扎的 DVC。显露尿道，剪断尿道前壁。经尿道辅助向前及两侧牵拉前列腺显露尿道侧壁及后壁，紧贴前列腺尖部切断尿道（见图 7-8），完整分离前列腺。

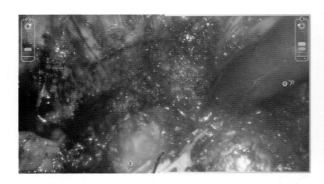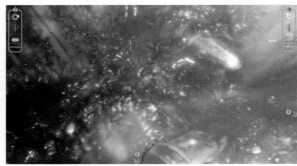

图 7-8　处理尿道及前列腺尖部

7. 吻合膀胱颈口与尿道

吻合前应仔细观察膀胱颈口与双侧输尿管开口的距离，避免缝扎双侧输尿管开口。采用 3-0 可吸收倒刺缝线连续缝合进行尿道膀胱吻合。在缝合过程中助手使用金属尿道探条帮助辨认尿道切缘及确认缝合位置，可通过调整金属尿道帮助术者暴露最佳缝合角度。从 5 点处开始缝合后壁，缝合 3～4 针后收紧缝线。放置 F22 三腔气囊导尿管，继续连续缝合前壁，缝合完成后再次收紧缝线，吻合完成后行膀胱注水试验测漏（见图 7-9、图 7-10）。

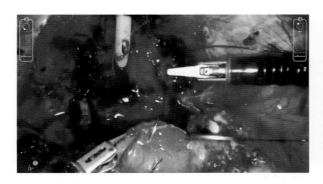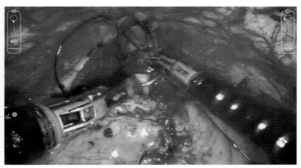

图 7-9　吻合膀胱颈口与尿道（A）

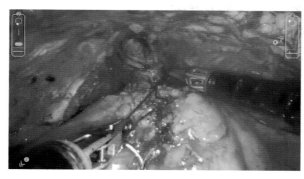
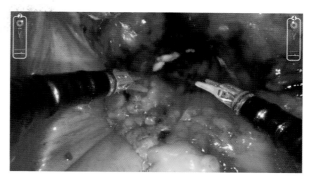

图 7-10　吻合膀胱颈口与尿道（B）

8. 取出标本、关闭手术切口

充分止血，放置盆腔引流管一根，保留 F 20 导尿管并适当牵引；撤出机械臂及单孔通道，取出标本，逐层关闭切口（见图 7-11）。

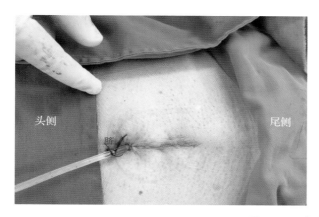
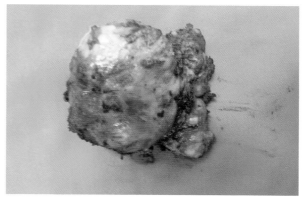

图 7-11　术后切口和标本

七、完整保留全尿道技术

首先游离 Retzius 间隙，用电剪刀将膀胱颈及前列腺表面的脂肪及结缔组织充分的清除，以利于前列腺尖部及膀胱颈部解剖（见图 7-12）。切开盆内筋膜，离断耻骨前列腺韧带，显露 DVC，常规分离耻骨后背侧静脉复合体，2-0 V-Loc 倒刺线将其缝合结扎（见图 7-13）。仔细辨认膀胱颈与前列腺的交界处的倒三角形状，先分离脂肪组织，暴露尿道和膀胱，从膀胱肌纤维与前列腺中间的部分逐步深入进行钝性和锐性结合分离，暴露出精阜前部，然后继续分离膀胱组织，陆续暴露尿道侧壁和尿道后壁，沿着垂直平面充分解剖并分离前列腺与膀胱颈，并向两侧延伸（见图 7-14 至图 7-18）。沿解剖层面分离射精管后结扎，筋膜外分离侧韧带（如需保留性神经则在筋膜内分离）并用 Hem-o-lok 结扎，直至前列腺尖部。沿侧方用电剪刀或自制前列腺铲装置钝性锐性相结合分离前列腺后壁与 Denonvilliers 筋膜，完全游离前列腺后壁。尿道前列腺底部可选择用自制前列腺铲装置缓慢钝性预分离，随后分离暴露尖部尿道，电剪刀沿前列腺两侧叶前壁连接处纵行切开，暴露尿道前，钝锐性结合缓慢分离尿道侧方和前列腺组织。沿尿道后方将前列腺两侧叶拖至同一侧，暴露射精管后电剪刀予以凝切，取出前列腺组织，从而实现连续性全尿道保留的根治性前列腺切除术。自尿管注入亚甲蓝，行尿道测漏试验，如发现尿道损伤，以 4-0 可吸收线缝合（见图 7-19 至图 7-21）。充分止血，放置盆腔引流管一根，保留 F 20 导尿管并适当牵引；撤出机械臂及单孔通道，取出标本，逐层关闭切口（见图 7-22）。

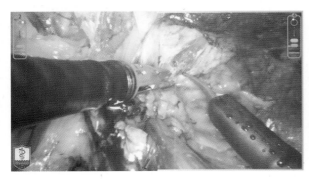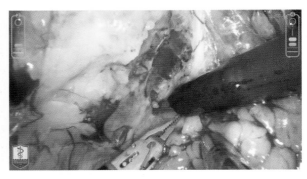

图 7-12　游离 Retzius 间隙

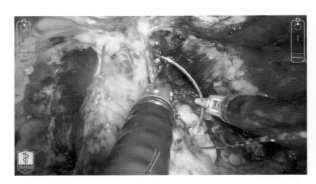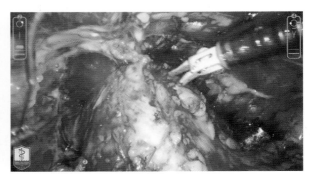

图 7-13　缝扎 DVC

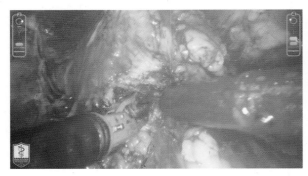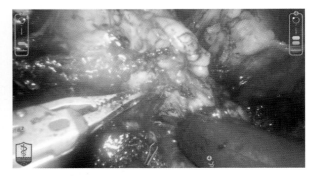

图 7-14　游离前列腺（A）

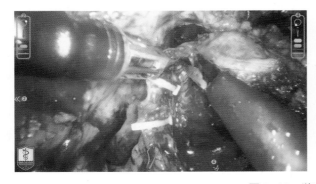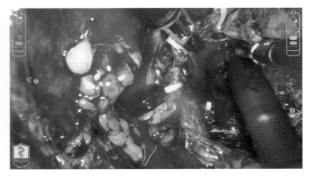

图 7-15　游离前列腺（B）

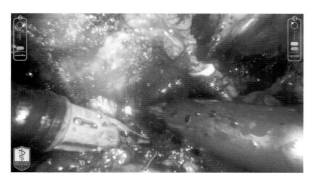
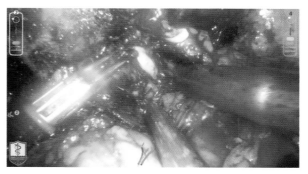

图 7-16 游离前列腺左侧叶，显露左侧精囊

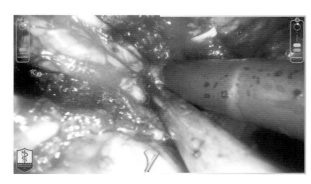
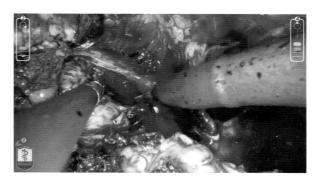

图 7-17 游离左侧精囊

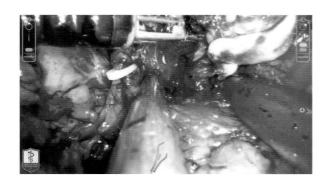
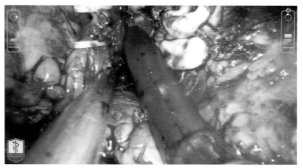

图 7-18 游离前列腺及右侧精囊

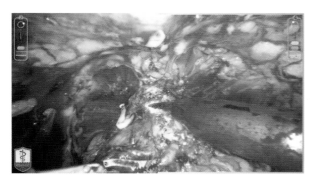
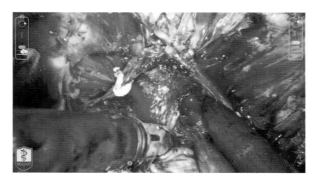

图 7-19 前列腺尖部处理

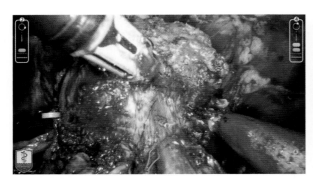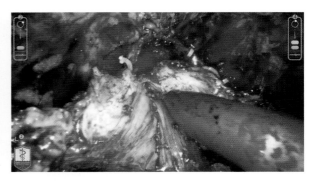

图 7-20 保留连续性全尿道：切开前列腺

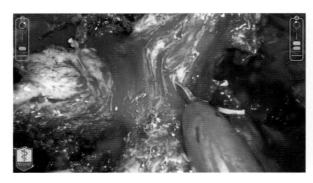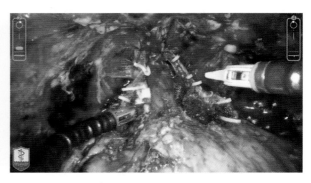

图 7-21 保留连续性全尿道：剥离前列腺及精囊

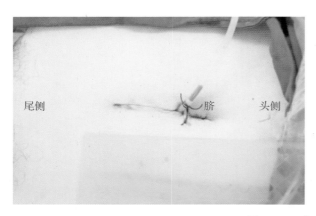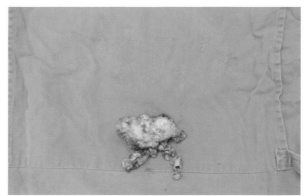

图 7-22 术后切口和标本

八、术后注意事项

1. 术后常规生命体征检测，保持水、电解质平衡。使用抗生素预防感染。

2. 术后禁食至肠功能恢复，腹膜外途径术后第一天可少量进食。

3. 保持引流管通畅，观察每日的引流量，24 小时引流液小于 20 ml 时可以拔除。

4. 保持导尿管至术后 2 周左右拔除。完整保留尿道的患者 1 周后拔除导尿管。

九、手术要点

1. 打开盆侧筋膜时不宜与前列腺包膜过近，以免损伤包膜下血管后发生严重出血。

2. 如果前列腺中叶突出比较明显，可先将膀胱颈部两侧的组织分离，然后再解剖膀胱颈的后壁，可获得较好的暴露。

3. 如果前列腺体积较大、后方暴露欠佳时，可稍微游离双侧精囊腺，不必勉强充分游离。通过尿道途径辅助逆行解剖前列腺尖部及精囊腺，可极大简化操作，降低直肠损伤风险。

4. 吻合时如张力较大，可降低气腹压力（降低到 8 mmHg），或者经尿道辅助将膀胱颈口向下方适当牵拉减张后再行缝合。

5. 清扫淋巴结时需先确认同侧输尿管；在要求麻醉加强肌松的同时尽量使用双极电凝，然后再用剪刀剪开，可有效避免发生闭孔反射。

6. 机械臂的选择：术中使用三个机械臂（3 号臂为镜头臂，2 号臂和 4 号臂为操作臂），减少一个操作臂可有效减少辅助操作时与机械臂之间的碰撞与干扰

7. 游离前列腺深部组织时，蛇形操作臂的弯曲度不宜过大，以避免蛇形机械臂与骨盆相互干扰而导致操作失准及副损伤。

参考文献

---

[1] 魏勇，沈露明，杨健，等．运用国产单孔机器人手术系统完成腹膜外入路前列腺根治性切除术的初步经验[J]．南京医科大学学报（自然科学版），2023，43(8)：1156-1160.

[2] Ge S，Zeng Z Q，Li Y X，et al. Comparing the safety and efficacy of single-port versus multi-port robotic-assisted techniques in urological surgeries：A systematic review and meta-analysis [J]. World Journal of Urology，2024，42(1)：18.

[3] Yuan J Z，He Q Y，Zheng Y，et al. Early outcomes of single-site versus multi-port robotic-assisted radical prostatectomy：A systematic review and meta-analysis [J]. European Journal of Surgical Oncology，2024，50(1)：107263.

[4] Ramos R，Ferguson E，Abou Zeinab M，et al. Single-port transvesical robot-assisted simple prostatectomy：Surgical technique and clinical outcomes [J]. European Urology，2024.

[5] Ramos-Carpinteyro R，Ferguson E，Soputro N，et al. Predictors of early continence after single-port transvesical robot-assisted radical prostatectomy [J]. Urology，2023.

[6] Wang Z，Zhang C，Xiao C W，et al. Initial experience of laparoendoscopic single-site radical prostatectomy with a novel purpose-built robotic system [J]. Asian Journal of Urology，2023，10(4)：467-474.

[7] 魏勇，沈露明，朱辰，等．单一术者机器人辅助单孔腹腔镜前列腺癌根治术学习曲线分析 [J]．中华腔镜泌尿外科杂志（电子版），2023，17(1)：30-35.

[8] Agarwal D K，Sharma V，Toussi A，et al. Initial experience with da vinci single-port robot-assisted radical prostatectomies [J]. European Urology，2020，77(3)：373-379.

[9] Covas Moschovas M，Bhat S，Rogers T，et al. Technical modifications necessary to implement the da vinci single-port robotic system [J]. European Urology，2020，78(3)：415-423.

［10］Kaouk J，Valero R，Sawczyn G，et al. Extraperitoneal single-port robot-assisted radical prostatectomy：Initial experience and description of technique ［J］. BJU International，2020，125(1)：182－189.

［11］Dobbs R W，Halgrimson W R，Talamini S，et al. Single-port robotic surgery：The next generation of minimally invasive urology ［J］. World Journal of Urology，2020，38(4)：897－905.

［12］何慧斯，李冰洋，郭晓丹，等. 腹膜外腹腔镜下根治性前列腺切除术的临床解剖学研究 ［J］. 中华腔镜泌尿外科杂志（电子版），2018，12(5)：295－299.

［13］Wilson C A，Aminsharifi A，Sawczyn G，et al. Outpatient extraperitoneal single-port robotic radical prostatectomy ［J］. Urology，2020，144：142－146.

［14］张超，魏勇，景泰乐，等. 国产单孔蛇形臂机器人手术系统在前列腺癌根治术中的初步应用 ［J］. 中华腔镜泌尿外科杂志（电子版），2022，16(4)：293－297.

［15］Kaouk J，Aminsharifi A，Wilson C A，et al. Extraperitoneal versus transperitoneal single port robotic radical prostatectomy：A comparative analysis of perioperative outcomes ［J］. The Journal of Urology，2020，203(6)：1135－1140.

［16］徐国江，王宁红，朱清毅，等. 自制尿道辅助器械在经脐单孔腹腔镜下尿路手术中的应用 ［J］. 微创泌尿外科杂志，2018，7(4)：221－224.

［17］彭春雪，任善成，常易凡，等. 经腹膜外单孔机器人辅助腹腔镜下前列腺癌根治术的应用分析 ［J］. 海军医学杂志，2022，43(12)：1331－1334.

［18］曲发军，徐丁，虞永江，等. 经腹膜外途径行单孔机器人辅助腹腔镜前列腺癌根治术的临床应用（附 36 例报告）［J］. 腹腔镜外科杂志，2022，27(8)：607－611.

［19］吕倩，卫义，王尧谦，等. 改良单切口机器人辅助根治性前列腺切除术的初步疗效 ［J］. 中华泌尿外科杂志，2021，42(11)：830－833.

第八章
膀胱根治性切除术

扫码可看手术视频

扫码可看手术视频

膀胱根治性切除术同时行盆腔淋巴结清扫术是治疗浸润性膀胱癌的标准方法。在手术方式的选择上，单孔机器人辅助腹腔镜手术，体表创伤更小、切口更美观、术后恢复更快、疼痛感更轻，并且可以降低术后并发症（如腹部粘连和切口疝）的发生率。相较于普通腹腔镜手术，单孔机器人辅助腹腔镜手术的优势不仅仅在于智能化、高精度，还可最大限度地降低因外科手术对患者造成的侵入性损害。

一、手术适应证

（1）根治性指征：膀胱根治性切除术的基本手术指征为无远处转移、局部可切除的肌层浸润性膀胱癌（T2～4a，N0～x，M0）。

极高危组和部分高危组的非肌层浸润性膀胱癌，包括：① 复发或多发的 T1G3（或高级别）肿瘤；② 伴发 CIS 的 T1G3（或高级别）肿瘤；③ BCG 治疗无效的肿瘤；④ TUR 和膀胱灌注治疗无法控制的广泛乳头状病变；⑤ 膀胱非尿路上皮癌；⑥ 尿路上皮癌伴不良组织学变异亚型。

（2）手术禁忌证：严重的心血管疾病、肺功能障碍、有严重出血倾向或凝血功能异常、腹腔炎症未得到控制。

二、术前准备

术前常规进行心、肺、肝、肾等重要器官的检查。静脉尿路造影（IVU）；CT、MRI 平扫及增强扫描评估膀胱肿瘤浸润深度及初步判断盆腔淋巴结转移情况。术前膀胱镜检查和活检。

患者均术前 2 天开始流质饮食，口服肠道抗生素，静脉补充营养。术前一天使用复方聚乙二醇电解质散排空肠道，术中留置胃肠减压管和导尿管。术前三天开始行脐部及尿道外口清洁护理。

术前 2～3 小时可预防性使用抗生素。

三、麻醉与体位

麻醉方式：选择气管内插管全身麻醉，并与麻醉医师相互配合手术过程中肌松药的合理应用。

应根据手术难易程度，术中可能采用经尿道辅助的方式，选用膀胱截石位或"人"字仰卧位，臀部可适当垫高，并取头低脚高约30°（见图8-1）。

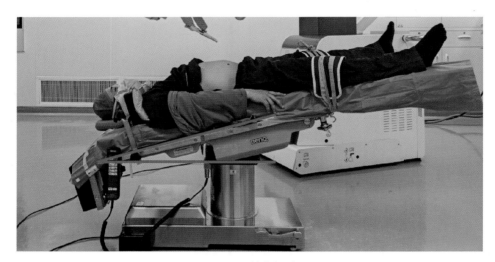

图8-1　体位摆放

四、切口选择

术野消毒铺巾，留置导尿管；切口选择跨脐正中长约5 cm的切口（见图8-2），依次切开皮肤、皮下脂肪层及腹白线，小心打开腹膜，避免肠管损伤。在麦氏点位置加一个10 mm辅助通道。经脐部切口置入专用单孔端口，放置通道后仔细检查确认内外环之间无肠道组织受压。连接并置入蛇形机械臂，于进气孔持续冲入CO_2气体，维持气腹压力15 mmHg左右。

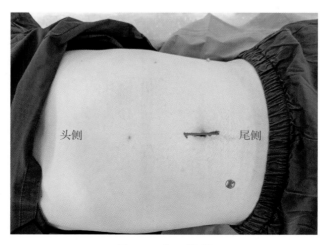

图8-2　切口选择

五、备机

1. 器械准备

确保蛇形机械臂机器人及其所有配件（如蛇形机械臂、内窥镜等）处于良好工作状态，并进行功能测试。检查手术器械的清洁度和无菌状态，确保符合手术要求。

2. 装机与定泊

首先连接定位臂与多通道鞘管，移动手术平台至床旁放置于患者左侧位置，使机械臂旋转杆处于切口上方；水平旋转机械臂旋转杆，使得多通道鞘管方向指向手术目标区域；然后通过调整手术平台的高度，使得多通道鞘管位于切口上方；将多通道鞘管与单孔通道进行连接，打开气腹（气腹压选择13~15 mmHg），首先进入蛇形内窥镜，直视下分别进入并展开蛇形机械臂（见图8-3）。

为避免术中助手辅助干扰，常规使用三个机械臂：一般3号臂使用蛇形内窥镜、2号臂使用双极抓钳蛇形机械臂和4号臂使用单极剪刀蛇形机械臂，同时助手可通过多通道鞘管的辅助孔置入普通腹腔镜器械进行辅助。测量切口至目标术区的距离大于7 cm，调整多通道鞘管进入体内的深度至合适深度。调节多通道鞘管的角度对准膀胱区域，一般与患者矢状线呈140°~150°左右夹角（见图8-3）。

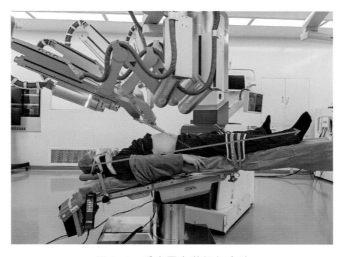

图8-3　手术平台装机与定泊

六、手术步骤

1. 游离右侧输尿管

探察腹腔，先于右侧髂血管分叉处打开侧腹膜，寻及右侧输尿管，电剪刀向下锐性游离至输尿管膀胱连接处，向上游离至跨越髂血管上方2 cm处，距离右输尿管下段膀胱壁处予Hom-o-lok结扎（见图8-4、图8-5）。

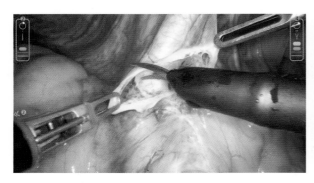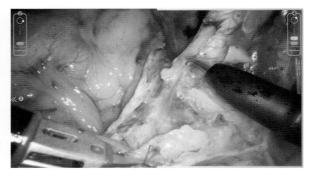

图 8-4　游离右侧输尿管（A）

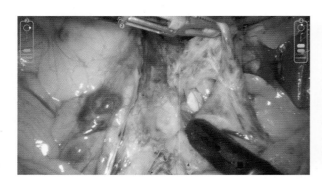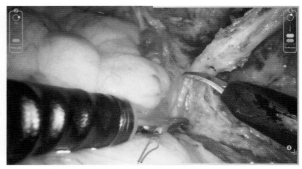

图 8-5　游离右侧输尿管（B）

2. 清扫右侧淋巴结

用电剪分别清扫右侧盆腔淋巴结，必要时使用经尿道辅助器械，范围至少包括髂总淋巴结、髂内淋巴结和闭孔淋巴结。清扫双侧淋巴结时操作一定要特别仔细，避免闭孔神经及血管损伤。

首先清扫右侧淋巴结。沿右侧髂外动脉表面切开腹膜，向上方至近内环部，头侧至髂总动脉分叉处。打开髂外动脉血鞘管，单极电剪刀仔细游离髂外动脉和髂总动脉前面与外侧的淋巴脂肪组织，注意保护生殖股神经。然后打开右侧髂内动脉血鞘管，仔细游离髂内动脉主干，沿髂内动脉游离并结扎、切断其分支（脐动脉与膀胱上动脉），清扫右侧髂内动脉周围淋巴脂肪组织。切开右侧髂外静脉血鞘管，仔细游离髂外静脉内侧的淋巴结脂肪组织，向髂外静脉后方和远端继续游离直至耻骨支，游离过程中避免损伤闭孔神经。仔细游离闭孔神经、闭孔血管，向下清扫闭孔淋巴结脂肪组织（见图 8-6、图 8-7）。

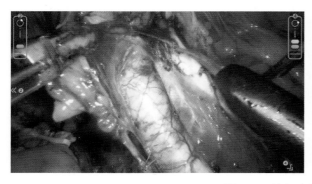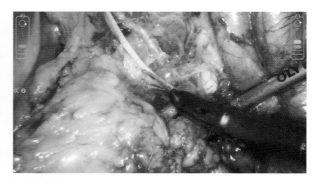

图 8-6　清扫右侧盆腔淋巴结（A）

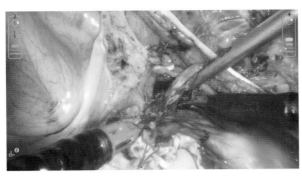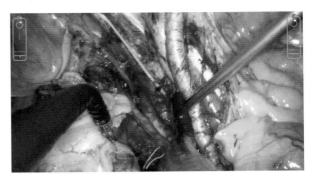

图 8-7 清扫右侧盆腔淋巴结（B）

3. 同法游离左侧输尿管及清扫左侧淋巴结（见图 8-8、图 8-9）。

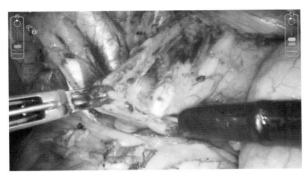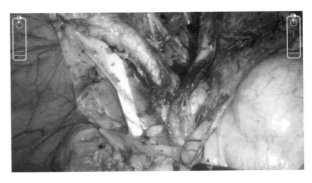

图 8-8 游离左侧输尿管

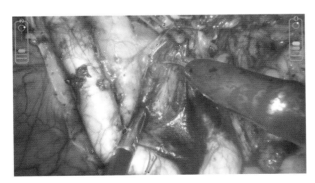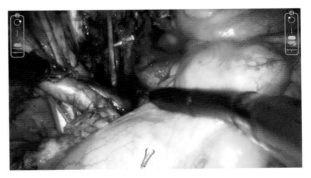

图 8-9 清扫左侧盆腔淋巴结

4. 分离膀胱及前列腺

从膀胱后壁与腹膜间隙游离膀胱后壁至膀胱直肠间隙至前列腺尖部，同时游离双侧精囊。然后于脐内侧皱襞之间切开腹膜，分离膀胱前壁及侧壁，用电剪分离膀胱前壁间隙，向前游离至前列腺表面，清除表面的脂肪组织。在前列腺两侧切开盆侧筋膜，沿耻骨方向扩大切口至耻骨联合，显现前列腺尖部，用 2-0 倒刺缝线缝扎背侧血管复合体。

游离膀胱两侧壁，沿着髂内动脉游离膀胱上动脉，用 Hem-o-lok 夹闭后离断。向前列腺方向游离并切断输精管，牵拉其远端游离精囊将输精管、精囊腺提起，紧靠输精管壶腹部和精囊腺切开 Denovillier 筋膜并分离 Denovillier 间隙。牵住输精管将膀胱向对侧牵拉，将膀胱侧韧带用 Hem-o-lok 夹闭后离断。将前列腺侧韧带完全离断至前列腺尖部。抽出导尿管，Hem-o-lok 夹闭尿道后在扣夹远端切断尿道，远端尿道予以缝扎。需要行尿道途径辅助时可不予缝扎，留置尿管亦可（见图 8-10 至图 8-13）。

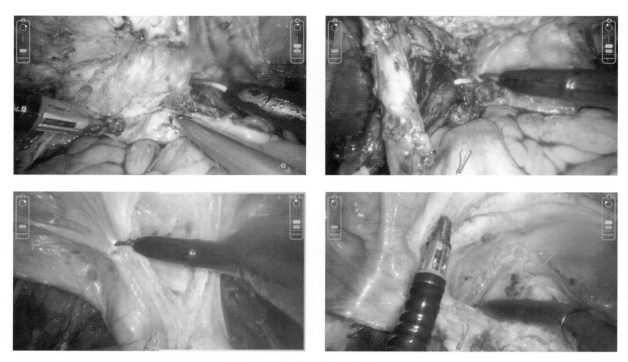

图 8-10　游离膀胱及前列腺（A）

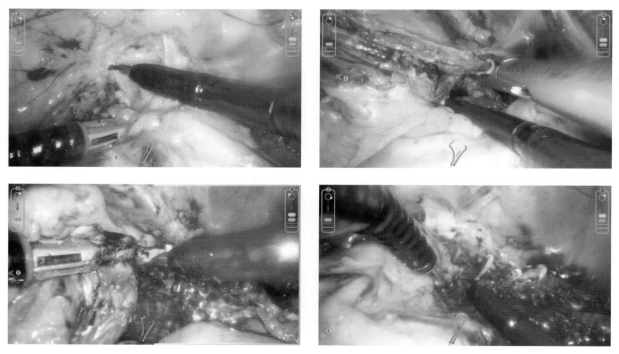

图 8-11　游离膀胱及前列腺（B）

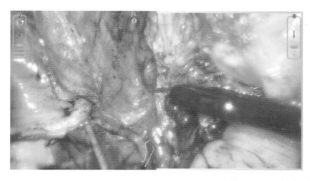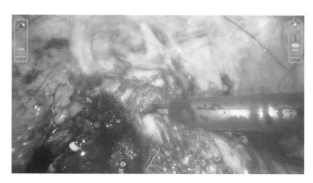

图 8-12　游离膀胱及前列腺（C）

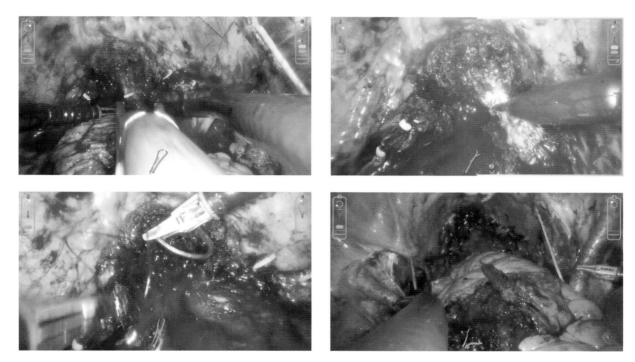

图 8-13　切断尿道并缝扎远端尿道

5. 双侧输尿管同侧腹壁造口

局部创面彻底止血，查无活动出血，放置止血纱布，用 3-0 倒刺线闭合尿道残端。撤除机械臂，经脐部单孔通道将膀胱标本取出体外，拔除 4 号臂 12 mm 通道。

将双侧输尿管于锁扣夹夹闭处剪断，从右侧 4 号臂 12 mm 通道位置造口处拉出体外，注意输尿管无扭曲、成角，保持 1 cm 长输尿管露出腹壁皮肤。置入 F8 单 J 管作输尿管支架，用 5-0 可吸收线固定输尿管于腹外斜肌腱膜两针；将两侧输尿管各剪开约 0.5 cm 后 V 型缝合，然后将合并的开口用 5-0 可吸收线与腹壁皮肤乳头型外翻缝合，完成后直接粘贴造口袋。放置盆腔引流管一根，经脐部切口引出并固定，逐层关闭脐部切口（见图 8-14）。

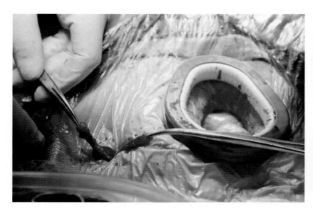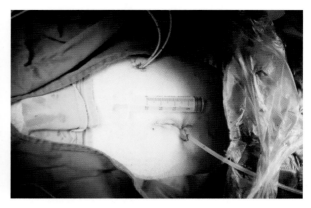

图 8-14　双侧输尿管同侧腹壁造口

6. 回肠膀胱术手术步骤

经手术切口通道取出膀胱，离断双侧输尿管，残端送术中病理。将回肠提出体外，距回盲部 15 cm 处向近端取 20 cm 回肠，注意保护系膜血供；回肠端端吻合，恢复肠道连续性后放回腹腔。碘附彻底冲洗截取肠管后，将左侧输尿管用 4-0 可吸收线吻合在肠管系膜对侧缘，并置入 F8 的输尿管支架。同法完成右侧输尿管吻合。

将回肠输出道远端开口从右下腹造口处拖出并外翻缝合，完成回肠膀胱输出道的腹壁造口，其内置入 F20 的蕈状管引流。

7. 回肠原位膀胱术

距回盲部 20 cm 处向近端选择 50 cm 回肠，保留肠系膜血管，自脐部切口取出体外，分别离断所选回肠段的两端，两残端行端端吻合，恢复肠道连续性，间断吻合肠系膜切缘，放入腹腔。将游离的回肠沿管腔纵轴切开，去管化，肠道切缘以 2-0 可吸收线连续锁边缝合，吻合成 U 型新膀胱，远端适当缩窄形成膀胱颈口；在新膀胱右侧壁切开约 0.6 cm，将右侧输尿管拉入新膀胱内，用 4-0 可吸收线将输尿管末端与新膀胱黏膜及肌层两定点间连续吻合。同法吻合左侧输尿管。两侧输尿管开口分别插入 F6 双 J 管。新膀胱置入 F20 的蕈状造瘘管（见图 8-15 至图 8-18）。

回纳新膀胱至腹腔内，重新连接单孔机器人系统，降低气腹压至 8 mmHg，新膀胱远端与尿道残端 3-0 倒刺可吸收线作连续缝合可靠，重新留置 F22 三腔尿管，水囊注水 20 ml，牵引尿管并适当固定。蕈状造瘘管于耻骨上 2 cm 引出，并留置盆腔引流管分别从脐部切口及麦氏点引出（见图 8-19 至图 8-23）。

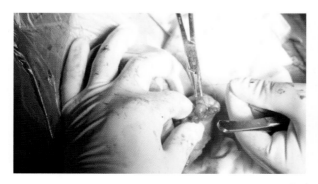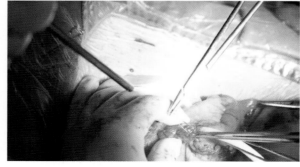

图 8-15　体外重建新膀胱（A）

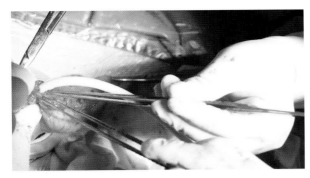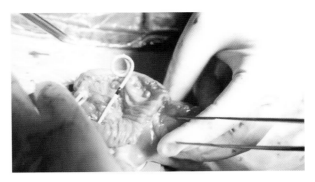

图 8-16 体外重建新膀胱（B）

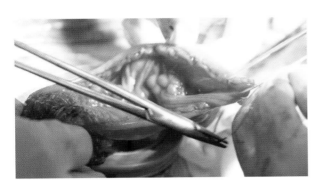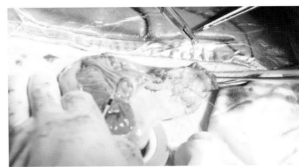

图 8-17 体外重建新膀胱（C）

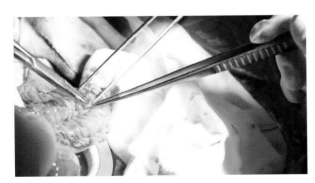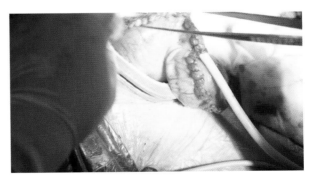

图 8-18 体外重建新膀胱（D）

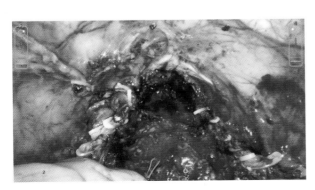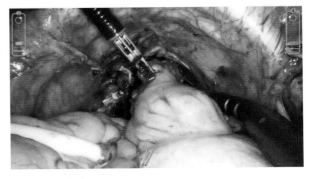

图 8-19 缝合新膀胱远端与尿道残端（A）

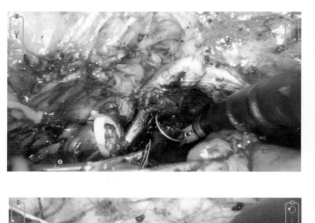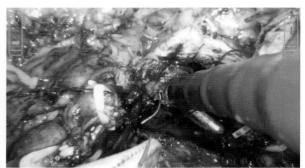

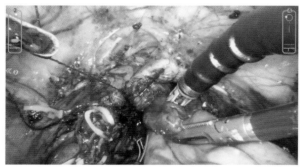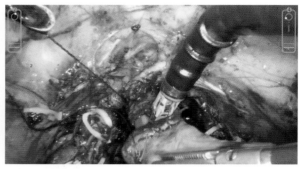

图 8-20 缝合新膀胱远端与尿道残端 (B)

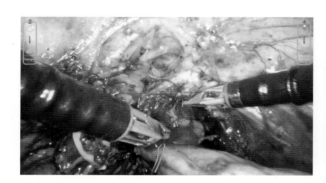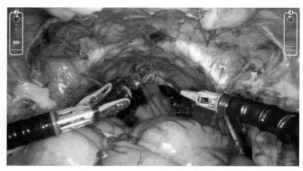

图 8-21 缝合新膀胱远端与尿道残端 (C)

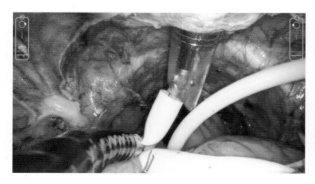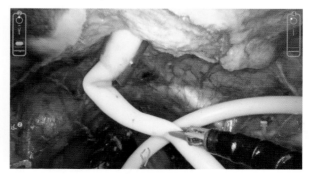

图 8-22 引出蕈状造瘘管

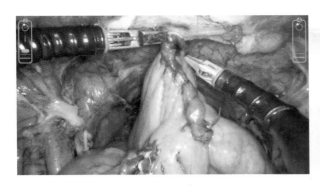
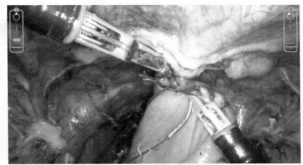
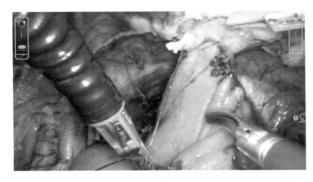
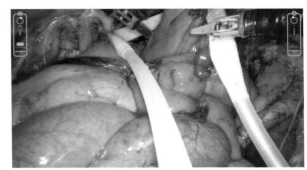

图 8-23　固定新膀胱并放置盆腔引流管

8. 关闭切口

降低气腹压力检查无活动性出血后关闭气腹，逐层关闭手术切开（见图 8-24）。

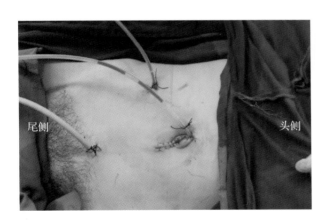
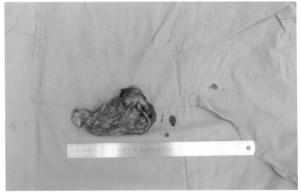

图 8-24　术后切口与手术标本

七、术后注意事项

1. 一般处理：禁食，持续胃肠减压至胃肠功能恢复，监测各种生命体征。

2. 给予以控制革兰阴性菌为主的抗生素，积极纠正酸碱、水、电解质紊乱并维持平衡。

3. 营养支持：估计术后短期内不能恢复口服饮食的患者，应给予肠外营养。

4. 维持各引流管的畅通，生理盐水间断代膀胱冲洗5～7天。原位膀胱癌患者，1周左右拔除腹腔引流管，2周左右拔除导尿管，观察3天无异常拔除蕈状管；2个月后内镜下拔除双J管。回肠造口患者，1周左右拔除腹腔引流管，4周左右拔除输尿管支架管。输尿管造口患者，腹腔引流少于20 ml时拔除腹腔引流管。

八、手术要点

1. 在髂血管水平游离双侧输尿管时注意保护输尿管的血供。

2. 普通腹腔镜手术往往在手术开始游离出输尿管时就开始行盆腔淋巴清扫。在单孔腹腔镜手术时，此过程可放在膀胱完全切下后开始，因可以充分利用尿道途径辅助暴露，降低难度，提高手术安全性。

3. 双侧输尿管不宜离断，膀胱切除后，将膀胱标本从切口取出体外时可一并拉出双侧输尿管，便于下步与代膀胱体外吻合或造瘘。

4. 蛇形机械臂有效工作距离为7～15 cm，而经腹腔入路空间相对较大，因此在备机时应根据患者的体形调整好多通道鞘管的深度和角度。

5. 进入蛇形机械臂时需使用内窥镜仔细观察腹腔内有无粘连，避免肠管损伤。

6. 术中根据具体术式调整体位，并可选择使用无损伤钳、"金手指"、腔内撑开暴露器等器械辅助暴露并减少肠管的干扰；亦可选择在置入机械臂前通过单孔通道置入湿纱布，以辅助术中肠管保护和暴露术野。

7. 蛇形机械臂撤除时为非直线路径，撤离蛇形机械臂时应在内窥镜直视下进行，谨防肠管等脏器损伤。

8. 助手在未增加通道的情况下进行辅助时尽量以前后进出的方式来调整位置，避免大幅摇摆器械，以减少与机械臂碰撞干扰甚至发生缠绕，同时减少肠管等脏器的损伤。

9. 助手在主刀医师操控机械臂工作时需保持器械的稳定性，以防干扰蛇形机械臂造成副损伤。

参考文献

［1］Tyson M D. Single incision robotic cystectomy and urinary diversion［J］. World Journal of Urology，2024，42（1）：45.

［2］Majdalany S E，Yaguchi G，Arora S，et al. Genital sparing robot-assisted radical cystectomy with intracorporeal neobladder & paravaginal repair［J］. Urology，2023，179：202-203.

［3］Tyson M D，Mi L Y. Preliminary surgical outcomes after single incision robotic cystectomy（SIRC）［J］. Urology，2023，171：127-132.

［4］Kim K H，Ahn H K，Kim M，et al. Technique and perioperative outcomes of single-port robotic surgery using the da Vinci SP platform in urology［J］. Asian Journal of Surgery，2023，46(1)：472-477.

［5］杨潇，庄俊涛，蔡令凯，等. 机器人"单孔＋2"腹膜外全膀胱切除术＋完全腔内尿流改道的初步应用［J］. 中华实验外科杂志，2023，40(12)：2468-2471.

［6］王世衍，魏勇，沈露明，等. 机器人辅助单孔腹腔镜下全膀胱全尿道切除术治疗膀胱癌合并尿道癌一例并文献复习［J］. 机器人外科学杂志（中英文），2023，9(5)：492-496.

［7］时佳子，王志军，琚官群，等. 机器人单孔腹腔镜根治性膀胱切除术的初步疗效分析（附9例报告）［J］. 中华泌尿外科杂志，2020，41(11)：811-814.

［8］Ali D，Sawhney R，Billah M，et al. Single-port robotic radical cystectomy with intracorporeal bowel diversion：Initial experience and review of surgical outcomes［J］. Journal of Endourology，2022，36(2)：216-223.

［9］Tsiampa E，Spartalis E，Tsourouflis G，et al. Impact on ovarian reserve after minimally invasive single-port laparoscopic ovarian cystectomy in patients with benign ovarian cysts：A systematic review and meta-analysis［J］. International Journal of Clinical Practice，2021，75(12)：e14875.

［10］Tyson M，Andrews P，Cheney S，et al. Single incision robotic cystectomy and hybrid orthotopic neobladder reconstruction：A step by step description［J］. Urology，2021，156：285-288.

［11］Gross J T，Vetter J M，Sands K G，et al. Initial experience with single-port robot-assisted radical cystectomy：Comparison of perioperative outcomes between single-port and conventional multiport approaches［J］. Journal of Endourology，2021，35(8)：1177-1183.

［12］Kaouk J，Garisto J，Eltemamy M，et al. Step-by-step technique for single-port robot-assisted radical cystectomy and pelvic lymph nodes dissection using the da Vinci® SP™ surgical system［J］. BJU International，2019，124(4)：707-712.

［13］Kaouk J，Garisto J，Bertolo R. Robotic urologic surgical interventions performed with the single port dedicated platform：First clinical investigation［J］. European Urology，2019，75(4)：684-691.

[14] Maurice M J, Kaouk J H. Robotic radical perineal cystectomy and extended pelvic lymphadenectomy: Initial investigation using a purpose-built single-port robotic system [J]. BJU International, 2017, 120(6): 881 - 884.

[15] Liu Z Y, Tian S, Yan Z F, et al. Robotic single-site surgery for mature cyst teratoma cystectomy: An initial case series study in a single medical center in China [J]. Therapeutics and Clinical Risk Management, 2019, 15: 179 - 185.

[16] Huynh D, Henderson A, Haden T, et al. Feasibility and safety study for the use of wound protectors during robotic radical cystectomy and ileal conduit [J]. Journal of Robotic Surgery, 2017, 11(2): 187 - 191.

第三篇

护理篇

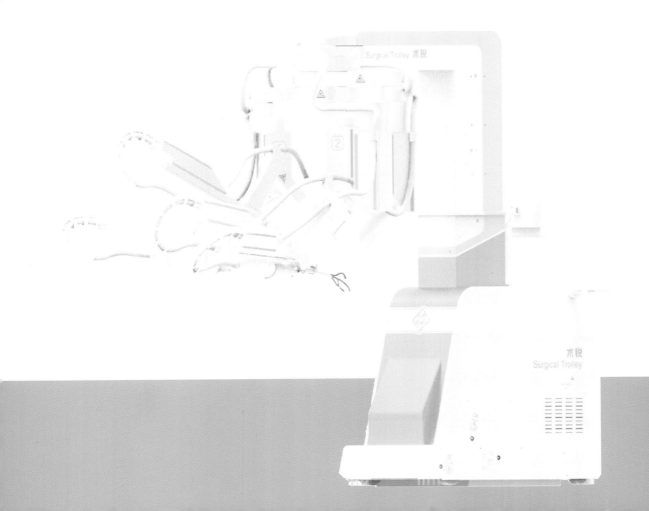

第九章
单孔机器人泌尿外科手术围手术期护理

一、术前护理

术前护理指在手术前为病人创造最佳自身手术条件，增强其手术耐受性，以减少手术并发症，顺利度过围手术期而实施的一系列专业护理操作技术。

1. 术前准备

（1）健康状况评估：术前需完善三大常规、肝肾功能、凝血功能、心电图、全胸片等常规检查。另外，由于机器人辅助单孔腹腔镜手术均是在全麻和 CO_2 气腹下进行，术中及术后可能会影响心肺功能，因此老年患者以及有心肺基础疾病的患者必须评估心肺功能。

（2）按时完成病人术前各项护理风险评估，如自理能力评估、跌倒评估、坠床评估、压力性损伤评估、疼痛评估、外科 VTE 危险因素评估、营养风险评估等。评估后，就患者存在的风险因素与医生共同讨论，尽早采取预防措施。

（3）指导病人术前行为训练。

（4）帮助病人了解手术、麻醉相关知识。

（5）向病人说明手术的必要性，围手术期可能出现的情况及配合方法。

（6）做好各项手术前常规准备，如备血、个人卫生、皮肤准备，呼吸道准备、胃肠道准备等。

（7）核查手术部位标记、病人身份识别等，并准备好各项影像学资料及术中用药。

2. 术前相关护理

（1）行为训练

① 呼吸功能锻炼：指导病人进行呼吸训练，教会有效咳嗽、咳痰。首先练习将双手放置在备行切口处的两侧，为术后减轻因咳嗽震动而引起疼痛做准备；再练习有效咳痰法，即咳嗽时用鼻子深吸一口气，屏住呼吸，用腹部的力量将肺内深处的痰液咳出来。同时告知戒烟的重要性和必要性。

② 床上排便：根据病情指导病人练习在床上使用便器。

③ 体位训练：根据手术要求，训练病人的特殊体位，以适应术中和术后的要求；教会病人自行

调整卧位和床上翻身的方法，以适应术后体位的变化。

④ 饮食指导：根据病情，指导病人合理饮食，根据麻醉要求禁饮、禁食时间。

⑤ 肢体功能训练：为避免病人术后因长期卧床造成肌肉萎缩和深静脉血栓形成，指导病人做踝泵运动。

踝泵运动，就是通过踝关节的运动，像泵一样促进下肢血液循环和淋巴回流。术后的肢体制动，血流变慢，血小板在血管周围停留、集聚，易形成血栓。踝泵运动分为屈伸和绕环两组动作。

A. 屈伸动作：病人躺或坐在床上，下肢伸展，大腿放松，缓缓勾起脚尖，尽力使脚尖朝向自己，至最大限度时保持10秒钟（见图9-1），然后脚尖缓缓下压，至最大限度时保持10秒钟（见图9-2），然后放松，这样一组动作完成。稍休息后可再次进行下一组动作。反复地屈伸踝关节，最好每个小时练习5分钟，一天练习5～8次。

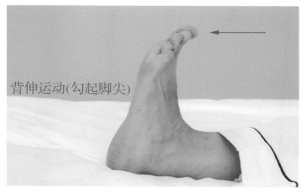

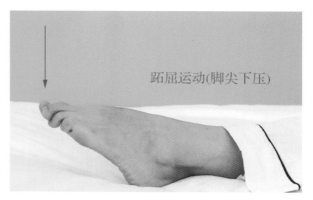

图9-1　脚向上勾，让脚尖尽量朝向自己　　　　图9-2　让脚尖尽量向下压

B. 绕环动作：病人躺或坐在床上，下肢伸展，大腿放松，以踝关节为中心，脚趾作360°绕环，尽力保持动作幅度最大（见图9-3）。绕环可以使更多的肌肉得到运动。手术后，因长时静卧，血液循环不畅，肌腱会有不同程度的萎缩，绕环动作的幅度会受限，甚至出现疼痛感。如体力不够或疼痛感剧烈，只做屈伸动作效果也不错。疼痛减轻后，再加做绕环动作会加快肢体功能的恢复。

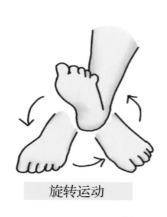

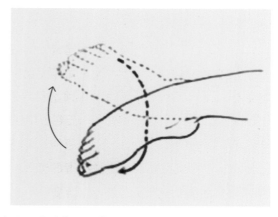

图9-3　以踝关节为中心，脚趾作360°绕环

踝泵运动练习看似简单，对预防下肢深静脉血栓作用却非常大。一般手术麻醉消退之后就可以进行练习。刚开始练习时用较小的力量，逐渐适应后再增加强度。练习中如感觉疼痛明显，可减少练习

的时间和次数。

⑥ 术后并发症预防：如穿压力梯度弹力袜以预防下肢深静脉血栓等。

（2）健康宣教：入院时责任护士主动接待患者，详细介绍科室环境及主管医师、责任护士的姓名，尽快消除患者对环境的陌生感。根据患者的实际情况进行个性化且有针对性的健康宣教，术前联合主管医师通过视频、图片等方式，详细向患者及家属介绍机器人手术的方法、安全性及优越性，携带患者察访机器人手术完成病例，提高患者及其家属对单孔机器人手术的认知水平。

（3）心理护理：医护人员与患者主动交谈，了解患者的真实心理状态，倾听并解答患者提出的所有疑问，进一步降低患者的负性情绪，减轻患者对机器人手术的担忧，帮助其建立信心，从而提高患者的治疗依从性和遵医行为。

（4）皮肤准备：简称"备皮"，是指在手术的相应部位剃除毛发并进行体表清洁的手术前准备工作。另外，单孔腹腔镜需行脐部护理：

① 术前一天，护理人员需对患者的肚脐进行清洗。用棉签蘸取石蜡油将肚脐的污垢软化后再用碘附进行清洗。多次清洗，直至脐部无肉眼可见的污垢，确保清洗干净。

② 术前晚，指导患者洗澡时再次清洗肚脐，洗完澡后用小棉签把肚脐里的积水蘸干。

③ 脐部护理及消毒时，注意力度适中，避免表面皮肤损伤。

（5）药物过敏试验（又称"皮试"）：将小剂量药物注入皮肤表皮与真皮之间。由于药量小、吸收慢，不容易发生危险，但足以反映机体对药物的敏感情况，故皮试是目前最常用于了解药物有无过敏的试验方法。

（6）胃肠道准备：指导患者术前禁食 6 小时，禁饮 2 小时。术前晚餐宜清淡易消化，术前晚予复方聚乙二醇电解质散 68.5 g 加入 1 000 ml 温开水溶解，以每小时 1 000 ml 的速度饮完。观察排出液为透明液体时结束用药。必要时术前予留置胃管，行胃肠减压，以免术中因肠腔胀气而影响手术操作，导致肠道损伤。

（7）了解早期活动的意义及方法：长期卧床可减慢血液循环，易发生静脉血栓；可使受压部位容易发生压疮；可使肺扩张减少，易发生坠积性肺炎。故术后患者应早期活动，如无特殊情况，在麻醉清醒后就可以在床上适当活动，尤其是进行下肢屈伸活动，可避免肺炎、静脉血栓等的发生，并可促进食欲和伤口愈合。

提醒：初次离床活动可在床上坐起或坐在床旁（3～5 min）。如无不适可在床边站立（3～5 min）。每次练习时间依病情及病人耐受程度而定。当病人初次下床活动时，依病情给予陪伴，如果病人出现头晕、心慌、大汗等不适症状时立即平卧，以免发生意外。

（8）术前访视：巡回护士手术前一天到病房访视患者。通过阅读病例和护理体检全面了解患者的病情、检查结果以及术前准备情况。用通俗易懂的语言向患者及家属讲解单孔机器人手术过程、安全性和优越性。向患者介绍手术室接送患者的流程和手术室的环境，向患者交代术前禁食、禁饮等术前注意事项，详细讲述麻醉及手术前的配合要点，从而消除患者对手术未知风险的恐惧和担忧，以最佳的心理状态接受手术。

二、术中护理

术中护理是由手术室专业护士完成，要求具有专业知识和技能，发现问题、解决问题的能力强；严格遵循手术用物管理程序，严格执行无菌操作规范，熟练掌握手术仪器设备性能及使用方法，以病人为中心，根据个体需要，提供适当的生理、心理护理，以确保病人得到最好的护理服务。

1. 工作内容

手术室护士对某台手术所做的术前准备、术中协助、术后处理以及为手术提供的所有工作，包括术前手术间环境以及各种用物准备、病人身份及手术部位的核对、心理护理、保温、手术体位、术中用药、输液输血治疗等。

2. 单孔机器人手术护理配合

（1）麻醉方式

全身麻醉、气管内插管。

（2）术前访视

① 术前一天巡回护士去病房访视患者，了解患者的既往病史与现病史及各项常规检查结果。

② 介绍手术室环境，嘱咐患者取下假牙、首饰、不涂指甲和口红、有无体内植入物，手术操作程序配合的注意事项，如术前禁食、禁饮等。

③ 单孔机器人手术对于患者比较陌生，容易引起患者紧张、焦虑等情绪，向患者及家属简单的介绍手术方式、麻醉方式预后情况等，消除心中疑虑，提高对手术治疗的依从性。

④ 检查手术部位标识是否完成，告诉患者标识的重要性，防止患者擦除标记。

（3）手术体位

① 折刀侧卧位（见图 9-4）

A. 取健侧卧位，手术部位对准手术床背板与腿板的折叠处。

B. 头下置头枕，高度平下侧肩高，腋下距肩峰 10 cm 处垫胸垫，腰下置腰垫。调节手术床呈"∧"样。充分延伸肋弓与髂嵴之间的距离，肾区充分显露。

C. 术侧上肢屈曲呈抱球状，置于可调节托手架上，远端关节稍低于近端关节；下侧上肢外展于托手板上，远端关节高于近端关节，共同维持胸廓自然舒展，肩关节外展或上举不超过 90°。

D. 腹侧用固定挡板支持耻骨联合，背侧用挡板固定骶尾部（离手术野至少 15 cm），共同维持患者 90°侧卧位。

E. 双下肢屈曲约 45°错开放置，下侧在前、上侧在后，两腿间垫一软枕，用约束带固定肢体。

F. 调节手术床来改变患者体位至头高脚低侧卧位（头部抬高 30°左右）。

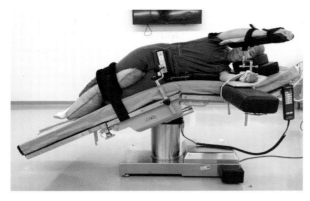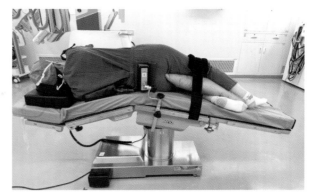

图 9-4　折刀侧卧位

② 人字分腿仰卧位（头低足高）（见图 9-5）

A. 麻醉前让患者移至合适位置，使骶尾部超出手术床背板与腿板折叠处合适位置。

B. 头部置头枕，头枕高度适宜，头和颈椎处于水平中立位。

C. 双上肢掌心朝向身体两侧，肘部微屈用布单固定，远端关节略高于近端关节，有利于上肢肌肉韧带放松和静脉回流。

D. 调节腿板，使双下肢分开。

E. 膝下垫膝枕，距离膝关节 5 cm 处用约束带固定，松紧适宜，以能容纳一指为宜，防止腓总神经损伤。

F. 肩部放肩挡，防止躯体下滑。调节手术床头低足高 30°。

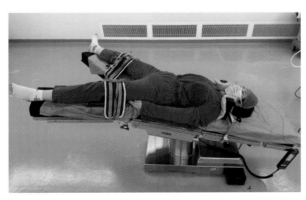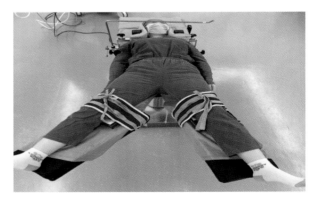

图 9-5　人字分腿仰卧位

（4）物品准备

① 设备：术锐腹腔内窥镜单孔手术系统，即：患者手术平台、医生控制台、图像车；电外科设备、气腹机、负压吸引装置。

② 手术器械

A. 常规剖腹包：3♯刀柄、7♯刀柄、线剪、甲状腺剪、皮肤拉钩、小有齿镊、大弯钳、艾力斯钳、布巾钳、针持、卵圆钳。

B. 泌外腔镜包：气腹管、弯分离钳、弯剪、针持、吸引器头、5 mm Hem-o-lok 钳、10 mm Hem-o-lok 钳、无创钳、取石钳。

C. 机器人器械：三维电子腹腔内窥镜、单级弯剪、一次性使用器械套管、双极抓钳、持针钳、单级线缆、双极线缆、鞘管固定夹（SR-ENS-600-TCHI）×3、鞘管固定夹（SR-ENS-600-TCHI）、鞘管固定扳手、定位臂侧无菌保护套×4、主立柱侧的无菌保护套、一次性腹腔镜软器械鞘管、医用冷光源。

D. 一次性物品：11♯刀片、电刀、棉球、大纱布、小纱布、石蜡油球、2/0 慕丝线、0 慕丝线、50 ml 空针、美敷、吸引器皮条、大头引流袋、灯把、扁形引流管、小头引流袋。

（5）术前准备

① 建立良好的手术室环境，保持室温为 21～25 ℃，相对湿度在 40%～60%。

② 仪器设备准备：除了常规仪器设备外，巡回护士术前重点检查术锐腹腔内窥镜单孔手术系统，即患者手术平台、医生控制台的工作性能，使其处于良好的备用状态。

③ 在手术间门口与病房护士核对患者信息后将患者送入机器人手术室。巡回护士与患者进行沟通交流，安抚患者紧张焦虑的情绪，同时做好各项准备工作。

④ 手术间布局：

A. 经腹膜后上尿路手术患者手术平台放置于患侧位置（可参见图 3-1）。

B. 经腹膜后下尿路手术患者手术平台放置于患者左侧位置（可参见图 3-2）。

（6）手术配合

① 洗手护士提前 15～30 min 洗手整理器械台，遵循无菌原则安装无菌保护套，先安装主立柱侧的无菌保护套，再依次安装定位臂侧的无菌保护套。3 号定位臂连接鞘管固定夹（SR-ENS-600-TCH2），1、2、4 号定位臂连接鞘管固定夹（SR-ENS-600-TCH1），扳手锁紧鞘管固定夹与鞘管适配块。每一个关节固定到位，将定位臂目标切换为收拢位，以利于患者手术平台的移动。

② 按双人逐项清点原则、同步唱点原则、逐项即刻记录原则、原位清点原则，与巡回护士共同清点器械、敷料，协助消毒铺巾。连接内镜系统、高频电刀、吸引器等，妥善固定。

③ 配合术者做皮肤切口，递尖刀切皮、结合电刀，递血管钳、小拉钩，避免切断肌纤维，协助医生制作气囊，用自制的气囊充气 600～800 ml 扩张腹膜后间隙，协助医生装软器械鞘管，建立气腹（气压 13 mmHg 气体流量 20 L/min）

④ 协助助手装机，连接鞘管。

⑤ 安装三维电子腹腔内窥镜于 3 号定位臂，在内窥镜的直视下放入手术器械，防止误伤其他组织。连接单级、双极线并妥善固定于器械臂无菌套上，避免台上线路缠绕而影响手术。气腹管连接在助手孔上，不可与镜头孔连接，防止内窥镜模糊。单级剪刀需安装剪刀保护套，如已经使用 9 次的器械，提醒巡回护士添加新器械；已使用 10 次的器械，交于巡回护士。

⑥ 为助手医生准备吸引器，根据主刀医生的需要，传递机器人系统的专用手术器械。手术过程中密切关注各系统的工作状态，及时处理各种突发事件。洗手护士关注手术进程，按医生需要迅速做好器械的替换，更换时提醒主刀医生伸直并夹闭器械钳端，以防止卡顿。保持手术器械尖端的清洁与吸引器的通畅。

⑦ 巡回护士：患者入手术间，三方安全核对后，巡回护士在患者的健侧上肢建立静脉通路，全身麻醉后，根据手术要求合理安置患者体位。注意患者皮肤的保护，防止发生压力性损伤。与洗手护士共同清点器械、敷料。连接机器人系统、电外科设备、负压吸引装置。通过调整患者手术平台位置，使得圆环状光斑中心距离鞘管的入腹口距离不超过 5 cm。在手术过程中，密切关注各系统的工

作状态，及时处理各种突发事件，密切关注患者生命体征的变化。根据监测结果、出血量，配合麻醉医生调节输液量及速度。术中注意患肢保暖，防止发生低体温。

（7）术后处理

① 洗手护士：手术结束后，协助医生撤除机器人相关器械，协助放置引流管，按双人逐项清点原则、同步唱点原则、逐项即刻记录原则，与巡回护士进行器械清点，核对正确，关闭切口后再次清点，协助覆盖伤口敷料。

② 巡回护士：收起器械臂和内镜系统线缆拆除器械臂无菌套和中心立柱套，将患者手术车归位，关闭电源；双人认真查对手术用品数量及完整性，确认无误。做好仪器的使用登记，详细记录仪器运转情况、使用时间、使用的手术器械和次数、手术种类、患者科室和病历号，以及主刀医生、洗手护士、巡回护士的姓名。与麻醉医生、手术医生一起，送患者至麻醉复苏室交接。

（8）术后随访

术后 3 天内进行术后随访，如有特殊情况，及时记录并反馈。

三、术后护理

术后护理是指病人安返病房直至本次手术恢复正常功能阶段的护理。目的在于尽快治愈疾病、恢复病人正常的功能，减少其生理和心理的痛苦与不适，预防并发症的发生。

1. 卧位护理

卧位是病人卧在床上的姿势。病人返回病房后，根据麻醉类型及手术方式安置合适的体位。正确的卧位有助于避免麻醉后的误吸，减轻术后伤口疼痛，利于呼吸和引流，促进伤口的愈合，减少术后并发症的发生。

（1）术后常用卧位

① 平卧位：适用于全麻术后未清醒者，头偏向一侧，使口腔分泌物或呕吐物易于流出，避免误吸。如有呕吐物、及时清除口腔内呕吐物及气管内分泌物，避免吸入气管。

② 去枕平卧：适用于蛛网膜下腔阻滞麻醉或脊髓腔穿刺者，去枕平位 6～8 小时，避免因穿刺后脑脊液自穿刺处渗出流至脊髓腔外，导致颅内压降低，牵张颅内静脉窦和脑膜等组织而引起头痛。

（2）协助病人更换卧位的方法：因手术原因，导致病人卧床时间增加，为了避免局部组织的长期受压，改善血液循环，应协助病人每 2 小时翻身、更换卧位一次，以减少压力性损伤、深静脉血栓等并发症的发生。

2. 生命体征监测

术后常规予持续低流量吸氧 6～8 小时，防止因 CO_2 吸收造成高碳酸血症。持续心电监护和血氧饱和度监测，严密观察患者生命体征，发现患者烦躁、心跳加快异常等，立即报告医师，遵医嘱给予对症处理。

3. 疼痛护理

常规指导患者携带使用自控镇痛泵，持续镇痛 24～48 小时，有效减轻手术伤口疼痛。术后通过视觉模拟评分法（visual analogue scale，VAS）对患者疼痛情况进行评估。如果手术切口疼痛严重，应先评估其是否存在出血征象，然后按照医嘱为其提供镇痛类药物。由于 CO_2 在腹膜表面转变成碳酸，刺激后腹膜导致手术后患者胸、腹、背部疼痛及轻中度疼痛，故可指导患者调整体位，引导患者深呼吸，同时播放其喜爱的音乐，帮助其转移注意力，减轻疼痛。

4. 切口护理

观察切口处敷料有无渗出。如有渗出，及时更换敷料，保持伤口敷料清洁干燥；并观察渗出液的量、颜色及性质。如短时间内渗出量大、颜色较深，应及时报告医师，防止引起切口感染及脐疝的出现，或因出血量过多导致休克。

5. 管路护理

（1）手术中常为病人留置引流管，目的是帮助病人排出术野渗血、渗液或者尿液等。管路长期留置在人体内，容易产生细菌感染等问题，必须要做好管路护理保证引流通畅。

（2）引流管的作用

① 引流作用：对外科手术的伤口进行引流，避免渗血、渗液积聚，缓解病人的不适感。

② 支撑作用：主要为支架管，如输尿管支架或者尿道支架管等，用于对尿液引流的同时利于创伤愈合。

③ 防感染作用：通过对伤口位置渗血的及时引流，防止存留在体内导致感染。

④ 检查和治疗作用：如在膀胱中留置尿管，通过观察尿量和颜色，帮助判断血容量、肾功能和出血情况。

⑤ 促进伤口愈合：在伤口位置留置引流管，有利于对其渗出以及血液的及时排出，促进伤口愈合。

（3）护理措施

① 妥善固定：按照规范做好标记，引流袋应低于引流区平面，避免引流管移位、滑脱，防止逆行感染，并保持管路密封状态。

② 保持引流通畅：避免打折、扭曲、受压等，定时挤捏引流管，保持有效性。

③ 预防管路滑脱：做好标记外露刻度，方便及时查看，引流管长度要适宜，防止病人活动或翻身时牵拉脱出，及时倾倒引流液；对意识障碍病人，必要时采取约束措施。

④ 定期更换引流袋，遵守无菌原则，伤口渗液时及时更换敷料，移动病人时先安置好管路。

⑤ 准确记录引流液的量、性状、颜色，发现异常及时汇报医师。

⑥ 保持适宜的体位，根据管路类型观察专科内容，保证引流、治疗效果，有利于呼吸及引流液排出。

⑦ 加强基础护理，指导病人翻身活动、深呼吸与有效咳嗽。

⑧ 进行相关健康指导，告知引流目的及注意事项。带管出院病人进行相关指导。

6. 饮食护理

术后待患者麻醉完全清醒后指导患者进行咀嚼口香糖以促进胃肠道功能恢复，待肠蠕动恢复且无恶心呕吐症状，即可进行饮水，并按照由少到多、由慢到快的原则进行流质进食，如米汤、菜汤等，再过渡到半流质饮食，如蒸蛋，再到软食、普食，以患者不感觉腹胀为宜，同时可适当补充蛋白质，促进伤口愈合；多食粗纤维食物，避免便秘的发生。

7. 预防并发症发生

（1）消化系统反应：恶心、呕吐是腹腔镜手术常见症状。术后恶心、呕吐的原因除麻醉药物对呕吐中枢和胃肠道的刺激外，还可因 CO_2 气腹使腹内压力升高、形成高碳酸血症及轻度酸中毒，刺激胃肠道机械感受器和化学感受器，使迷走神经兴奋引起。多发生在术后 12 小时内，应严密观察呕吐发生和持续的时间，呕吐物的量和颜色，同时注意观察患者意识。对全麻后清醒患者取半卧位，头偏向一侧，防止呕吐物窒息。鼓励患者深呼吸，必要时予艾灸、穴位按摩、耳穴埋籽等方法，消除其思想顾虑。

（2）高碳酸血症：腹腔镜手术需要在 CO_2 气腹下完成，在腹膜后间隙灌注 CO_2，气体通过微循环进入血液，可造成高碳酸血症，对循环呼吸等系统也有一定的影响，患者可出现烦躁、疲乏、呼吸浅慢、肌肉震颤等症状，还可出现一过性低氧血症，严重时可发生肺栓塞或脑栓塞等。因此需严密观察患者有无疲乏、烦躁、呼吸浅慢等症状，术后保持有效的低流量吸氧以提高氧分压，促进 CO_2 排除。患者麻醉清醒后鼓励其深呼吸，有效咳嗽。

（3）皮下气肿：皮下气肿是由于腹腔镜手术需要 CO_2 建立人工气腹，CO_2 循肋间隙上行弥散引起，弥散力强时可直接渗入皮下组织，也可经胸膜外上升到颈部，可扪及捻发音，患者有肩背酸痛、胸腹胀痛等不适，一般少量的气体可以自行吸收。严重者皮下气肿延伸至纵隔或通过膈肌裂孔引起纵隔气肿，导致呼吸循环功能障碍，甚至出现呼吸性酸中毒、休克或心跳停止。术后应严密观察呼吸频率，有无咳嗽、胸痛、憋气、呼吸困难等。

（4）术后出血：出血是腹腔镜术后较严重的并发症，多为术中意外损伤或电凝止血不彻底引起，一般发生在术后 24～48 小时，需严密监测生命体征、腹部切口敷料及引流情况，注意有无腹胀、腹痛的发生。如果患者出现血压下降、脉搏细速、面色苍白等症状或有大量新鲜血液引出时，应警惕活动性出血，及时报告医生进行处理。

（5）下肢深静脉血栓：术后即刻评估，根据血栓风险等级及出血风险进行护理干预。

① 术后第一天使用空气压力泵系统给予下肢按摩，方法如下：患者取平卧位，将双下肢套入套筒内，从远端第一气囊开始充气，逐个向上，待所有气囊均充气完毕后，予自动排气，间隔几秒钟后，重新开始，双腿轮流套入，反复循环，压力调节由低到高，直至患者舒适为止，每次持续 15～20 分钟，每天 2 次，共 3 天。

② 患者清醒后即可协助行下肢主动或被动功能活动，加快康复进程。

③ 患者术后 12 小时生命体征稳定者，协助患者坐起，适应后慢慢下床，站立两分钟，无不适，床边活动 5 分钟，可回床休息。注意协同，以避免患者摔倒。根据患者耐受情况，逐渐增加下床活动次数。术后第一天，鼓励患者自行刷牙、擦脸，协助患者室内活动。

④ 注意观察患者双下肢足背动脉搏动及肢端色泽、温度，避免选择下肢行静脉穿刺。

⑤ 如证实为深静脉血栓形成，应积极治疗并卧床休息，抬高患肢，促进血栓溶解。禁忌按摩肢体。

（6）压力性损伤：病情允许情况下予以定时翻身，按摩受压部位，促进血液循环，预防压力性损伤发生；如出现皮肤发红不可加压按摩，可使用泡沫敷料、水胶体敷料等覆盖于创面进行保护。

（7）感染

① 伤口感染预防：应严格无菌技术操作，增加病人营养与抵抗力，有针对性预防抗生素使用等。

② 正确预防尿路感染：嘱患者勤饮水，多排尿，每日饮水量约 1 500～2 000 ml；保持尿道口清洁并妥善固定尿管；每周更换防反流尿袋 1 次。如已发生感染，遵医嘱使用抗生素治疗。

（8）健康宣教及出院指导

① 饮食：合理饮食，营养均衡，清淡易消化饮食。多饮水，多吃新鲜水果及含粗纤维多的蔬菜，保持大便通畅。忌食辛辣之物，禁烟、酒。

② 合理休息和活动：注意劳逸结合，保持情绪稳定，保证充足睡眠，避免重体力活动。

③ 伤口护理：告知病人伤口处敷料保持清洁干燥，如有明显渗血、渗液及时到医院就诊。

④ 带管出院护理：妥善固定管路防止滑脱，保持畅通，穿宽松衣裤，防止受压、打折等现象；保持周围皮肤清洁干燥，定期规范更换引流袋；按时复诊，必要时拔管。

⑤ 用药指导：遵医嘱按时规律服药。

⑥ 电话随访：了解康复情况并予以指导和建议，嘱患者定期复查。

参考文献

[1] 黄天，魏勇，陈星梅，等．经腹膜外入路单孔手术机器人辅助前列腺癌根治术护理配合的初步经验［J］．机器人外科学杂志（中英文），2024，5(1)：25-30．

[2] 刘晓丹．综合护理在达芬奇机器人辅助腹腔镜肾上腺肿瘤切除术围术期中的效果［J］．中国冶金工业医学杂志，2024，41(1)：113-114．

[3] 郭珊珊，吴娟，王素莉，等．达芬奇机器人和传统腹腔镜两种路径在改良宫颈癌根治术的围术期护理管理体会［J］．手术电子杂志，2023，10(3)：72-77．

[4] 卫义，欧勇，黄娇娇，等．机器人辅助腹腔镜经腹腔与腹膜外单孔前列腺癌根治术围手术期护理的对比研究［J］．机器人外科学杂志（中英文），2022，8(2)：125-131．

[5] 吴小芳，孙雪彤，吕淞，等．经脐单孔腹腔镜卵巢囊肿剥离术围术期应用舒适干预对患者术后恢复影响［J］．中国计划生育学杂志，2023，31(8)：1839-1843．

[6] 陶尊晓，夏秀明，于佳佳．快速康复外科护理在妇科单孔腹腔镜手术围术期患者中的应用效果［J］．实用妇科内分泌电子杂志，2019，5(32)：156-157．

[7] 张晓庆，赵文婷，苏秀娥．加速康复外科理念在腹腔镜根治性前列腺切除术中的应用［J］．护理研究，2023，37(12)：2283-2285．

[8] 申海燕，刘亚珍，杨绮璇，等．腹腔镜根治性前列腺切除术患者233例的护理和尿失禁预防［J］．广东医学，2017，38(15)：2419-2420．

[10] 丁华，丛冰，徐娟娟，等．经脐单孔腹腔镜根治性肾切除术50例围手术期护理［J］．解放军医学院学报，2013，34(3)：258-259．

[11] 王辉，丁鹏勋，任天尧，等．达芬奇机器人辅助腹腔镜下前列腺癌根治术的护理配合［J］．护理学报，2021，28(10)：75-76．

[12] 罗敏，盛夏，梁敏，等．达芬奇机器人辅助腹腔镜前列腺癌根治术手术体位的优化［J］．中华腔镜泌尿外科杂志（电子版），2020，14(5)：330-333．

[13] 关龙辉，喻娟，张成．机器人单孔经膀胱入路前列腺癌根治术的护理配合［J］．机器人外科学杂志（中英文），2022，3(1)：62-65．

[14] 李瑶，张文光，张伟，等．达芬奇机器人辅助腹腔镜下前列腺癌根治术的护理配合［J］．循证护理，2019，5(10)：899-902．